汉竹编著·健康爱家系列

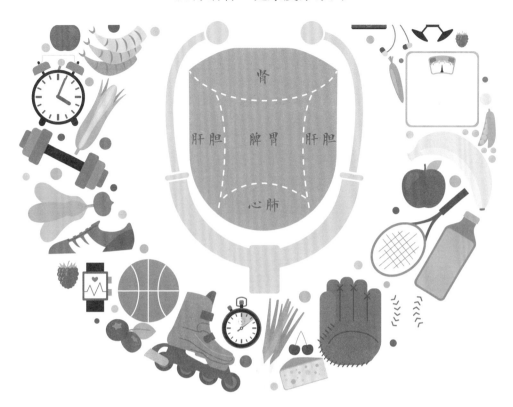

儿童舌诊：
看舌象调体质

主编 樊继波

U0230817

江苏凤凰科学技术出版社
全国百佳图书出版单位
·南京·

图书在版编目（CIP）数据

儿童舌诊：看舌象调体质 / 樊继波主编 . — 南京：
江苏凤凰科学技术出版社 , 2023.01
（汉竹·健康爱家系列）
ISBN 978-7-5713-3181-8

Ⅰ . ①儿… Ⅱ . ①樊… Ⅲ . ①小儿疾病 – 舌诊 Ⅳ .
① R272.04

中国版本图书馆 CIP 数据核字（2022）第 156890 号

中国健康生活图书实力品牌

儿童舌诊：看舌象调体质

主　　　编	樊继波
编　　著	汉竹
责 任 编 辑	刘玉锋　黄翠香
特 邀 编 辑	蒋静丽　李　翠
责 任 校 对	仲　敏
责 任 监 制	刘文洋

出 版 发 行	江苏凤凰科学技术出版社
出版社地址	南京市湖南路 1 号 A 楼，邮编：210009
出版社网址	http://www.pspress.cn
印　　刷	合肥精艺印刷有限公司

开　　本	720 mm×1 000 mm　1/16
印　　张	11
字　　数	220 000
版　　次	2023 年 1 月第 1 版
印　　次	2023 年 1 月第 1 次印刷

标 准 书 号	ISBN 978-7-5713-3181-8
定　　价	36.80 元

图书如有印装质量问题，可向我社印务部调换。

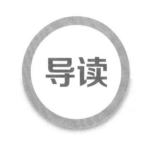

导读

主编：樊继波

编委：叶小梅 颜培虎

为什么家长要学会给孩子看舌象？

学会看舌象有什么好处？

孩子的舌象能够反映哪些信息？

……

孩子得了感冒、咳嗽、发热等疾病，很多家长情绪容易变得焦虑、紧张，加上很多家长忙于工作，没有时间和耐心给孩子调理身体，所以寄希望于医生，希望通过吃药、输液等方法让孩子尽快好起来。其实孩子偶尔生病是很正常的现象，孩子的免疫力会在生病中逐渐改善，随着年龄的增长，孩子的体质会越来越好。

那么，家长在孩子生病时应该怎么做呢？首先，要消除焦虑心理，心态上放平和，不能病急乱投医。其次，家长要了解一些中医育儿的知识，可以及时了解孩子的病情。而舌诊是中医中较为直观的诊断方法，家长通过观察孩子的舌头，可以判断疾病是热引起的还是寒引起的，还能了解孩子病情是加重还是处于逐渐好转的状态。家长给孩子调理身体的思路其实不是治病，而是未病先防。所以，学会正确的育儿方法才是每一位家长需要做的。

本书在介绍舌诊与体质调理的基础上，还介绍了一系列儿童常见病，不仅分析其病因，还提供了有针对性的饮食疗法和步骤清晰的推拿按摩手法，图文并茂，操作简单，家长可以轻松掌握。当孩子身体出现不适的时候，家长可以通过学习舌诊推测孩子病情的变化，再结合饮食和推拿按摩进行调理，及时阻止病情的发展，让孩子尽快恢复健康。

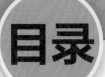

目录

第一章
关于儿童舌诊，你了解多少

为什么家长要学会给孩子看舌象 / 2

舌象是孩子脏腑情况的外在表现 /2
学会看舌象就不用担心孩子表达不清 /2
学会看舌象轻松"治未病" /3
孩子舌象易辨认 /3

舌诊的奥秘——舌头与人体 / 4

舌头可以及时反映人体内部的变化 /4
气、血、津液的盛衰可反映在舌头上 /4
舌头与人体脏腑的关系 /5

家长要学会的舌诊技巧 / 6

舌诊的姿势 /6   舌诊的时间 /6   舌诊的顺序 /6   刮舌验苔法 /6

哪些情况下不宜看舌象 / 7

吃了有颜色的食物不宜看舌象 /7
不要在饭后半小时内看舌象 /7
服用某些药物不宜看舌象 /7
不要在有色灯光下看舌象 /7

家长如何给孩子看舌象 / 8

健康的舌头是什么样的 /8   舌质怎么看 /9   舌苔怎么看 /16

第二章
脾胃虚弱的孩子，舌体胖大

孩子为什么脾胃虚弱 / 26

脾虚的孩子会出现哪些舌象 / 28

脾虚兼积食型 /28
脾虚湿盛型 /28
脾虚湿热型 /29
脾虚兼气血虚型 /29

孩子脾胃虚弱，应该怎样调理 / 30

饮食调理 / 30
中药调理 / 31
按摩调理 / 32
日常护理 / 33

脾胃虚弱的孩子易患病症与调养 / 34

厌食 /34
积食 /38
便秘 /42
腹泻 /46
呕吐 /50
疳积 /54

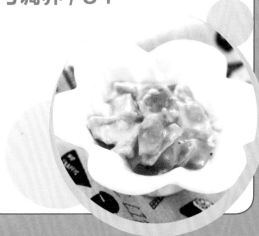

第三章
阴虚体质的孩子，舌红苔少

孩子为什么是阴虚体质 / 60

阴虚体质的孩子会出现哪些舌象 / 62

阴虚内热型 / 62
阴虚热盛型 / 62
脾胃阴虚型 /63
脾胃阴虚兼积食型 /63

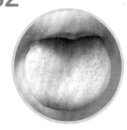

孩子是阴虚体质，应该怎样调理 / 64

饮食调理 /64
中药调理 /65
按摩调理 /66
日常护理 /67

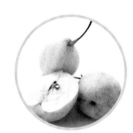

阴虚体质的孩子易患病症与调养 / 68

磨牙 /68
近视 /72
鼻出血 /76
扁桃体炎 /80
小儿肺炎 /84
小儿盗汗 /88

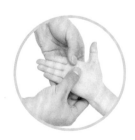

第四章
阳虚体质的孩子，舌质淡白

孩子为什么是阳虚体质 / 94

阳虚体质的孩子会出现哪些舌象 / 96

脾阳虚兼积食型 /96
脾阳虚兼气虚型 /96
脾阳虚兼肾虚型 /97
脾胃虚寒型 /97

孩子是阳虚体质，应该怎样调理 / 98

饮食调理 /98
中药调理 /99
按摩调理 /100
日常护理 /101

阳虚体质的孩子易患病症与调养 / 102

小儿遗尿 /102
感冒 /106
佝偻病 /110
缺铁性贫血 /114

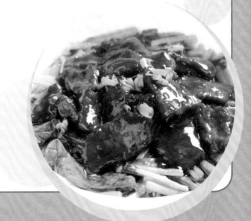

第五章
痰湿体质的孩子，舌体胖大，舌苔白腻

孩子为什么是痰湿体质 / 120

痰湿体质的孩子会出现哪些舌象 / 122

痰湿阻滞型 /122
痰湿有内热型 /122
体内有湿兼积食型 /123
痰湿兼积食型 /123

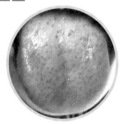

孩子是痰湿体质，应该怎样调理 / 124

饮食调理 /124
中药调理 /125
按摩调理 /126
日常护理 /127

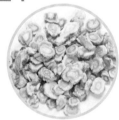

痰湿体质的孩子易患病症与调养 / 128

小儿肥胖 /128
咳嗽 /132
哮喘 /136

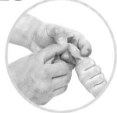

第六章
湿热体质的孩子，舌质红，舌苔黄腻

孩子为什么是湿热体质 / 142

湿热体质的孩子会出现哪些舌象 / 144

湿热内蕴型 / 144

湿热兼积食型 / 144

湿热较重型 / 145

湿热兼脾虚型 / 145

孩子是湿热体质，应该怎样调理 / 146

饮食调理 / 146

中药调理 / 147

按摩调理 / 148

日常护理 / 149

湿热体质的孩子易患病症与调养 / 150

湿疹 / 150

手足口病 / 154

口腔溃疡 / 158

水痘 / 162

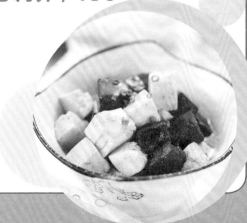

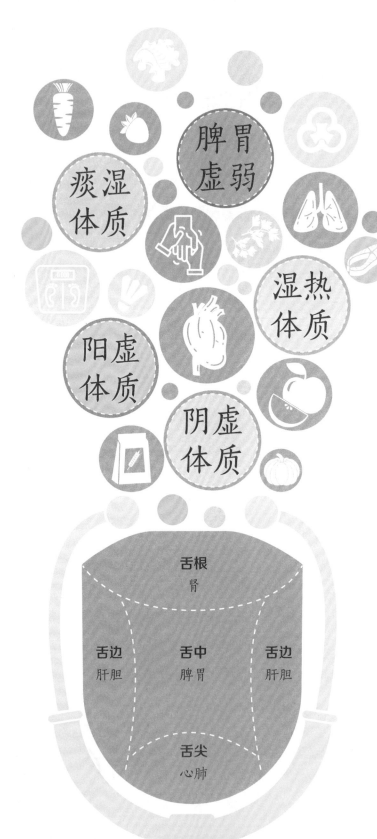

脾胃虚弱

痰湿体质

湿热体质

阳虚体质

阴虚体质

舌根
肾

舌边
肝胆

舌中
脾胃

舌边
肝胆

舌尖
心肺

第一章

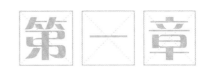

关于儿童舌诊，
你了解多少

孩子形气未充，脏腑娇嫩，所以呈现出来的舌象没有成人那么复杂，相对简单一些。家长想要学习舌诊，需要先掌握孩子舌象的特点，然后再结合其他症状，综合分析，才能大致判断孩子的健康状况。

本章以介绍舌诊的基础知识为主，包括舌诊的原理、内容、方法、注意事项等。家长只有掌握了这些内容，给孩子看舌象才能做到心中有数。

为什么家长要
学会给孩子看舌象

舌象是孩子脏腑情况的外在表现

　　舌诊又称"望舌"，是中医四诊（望、闻、问、切）之首"望诊"的重要内容之一。它是一种借由观察舌头状态来了解身体生理功能与病理变化的诊断方法，其基本的原理是脏腑的健康状况透过经络的联系与传输会反映于舌头，舌质与舌苔的变化可以反映五脏六腑的功能状况。所以，观察孩子的舌象，可以了解脏腑的健康情况。

学会看舌象就不用担心孩子表达不清

　　儿科的别称叫"哑科"，这个名字形象地体现了孩子看病时的情形——无法回答医生的问题。在这种情况下，医生只能通过观察来了解孩子的状况，而舌象就是其中主要的观察内容。虽然看舌象只需孩子伸伸舌头，但也不表示一切顺利，还有可能会遇到孩子在医生面前不配合、不伸舌头的情况。所以，家长如果懂得舌诊，就可以随时观察孩子的舌象，不用担心因孩子表达不清而影响病情的判断。

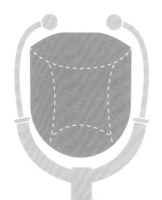

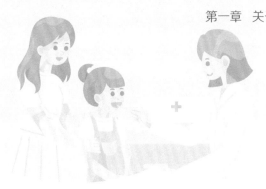

学会看舌象轻松"治未病"

给孩子调理身体，心中应有"治未病"的概念。所谓"治未病"，即采取相应的措施，防止疾病的发生发展。当孩子体质出现偏颇时，懂舌诊的家长能更好地养护孩子，因为他们知道调理的方向。例如，家长可以通过看孩子舌象，辨认体质的寒热虚实，再依据体质进行对症调理。因此，每个家长都不应该等疾病发生时才重视调理，而是应该在日常生活中，充分利用孩子舌象传达出的信息，及时关注孩子身体情况的变化。如此，家长才能真正地做到"治未病"，减少孩子生病的概率和频率。

孩子舌象易辨认

孩子的舌象相对于成年人来说，更为简单。通过看舌象，可以帮助家长了解孩子的部分生理、病理状况，并适当地结合饮食、按摩等调理方法缓解孩子的不适。

另外，孩子是稚阴稚阳之体，形气未充，生机勃勃，舌头鲜活娇嫩；患病则变化迅速，易虚易实，易寒易热，舌象常表现为剥苔、红点、厚苔，常见舌生白衣白膜，或白屑如末。所以当孩子出现这样的舌象时，家长也能较轻松地辨认出来。

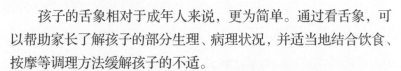

舌诊的奥秘——舌头与人体

　　望舌不仅可以了解病情的阴、阳、表、里、寒、热、虚、实，还可以了解病情的轻重和进退。对于疾病的诊断，具有非常重要的意义。

舌头可以及时反映人体内部的变化

　　舌系带两侧静脉上，有两个经外奇穴，左称金津，右称玉液。这两个穴位与津液（这里指唾液）分泌有关，使舌与口腔保持滋润和清洁。舌体通过经络和体内脏腑与体表组织保持密切的联系，当病邪侵犯人体，使生理功能异常时，各种疾病信号就会传递到舌体，并在舌上出现各种变化。因此观察舌象可以了解人体内部的病情变化。

　　有些病症在全身症状上表现得不是特别明显，甚至不表现其他症状或表现得很迟，但在舌上表现得很明显，或者很早就有表现。比如，有些发斑的人，当斑还没有在皮肤上表现出来的时候，往往在舌头上已经出现了斑点，这是一个预警信号。所以舌诊不仅有助于早期疾病的诊断，还有利于控制病情的发展。

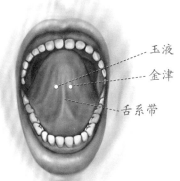

玉液
金津
舌系带

舌下结构示意图

气、血、津液的盛衰可反映在舌头上

　　舌为血脉丰富的肌性器官，有赖于气血的濡养和津液的滋润。舌体的形质和舌色，与气血的盛衰和运行状态有关，舌苔和舌体的润燥与津液的盈亏有关。中医认为，唾为肾液，涎为脾液，皆为津液的一部分，其生成、输布离不开脏腑的功能，尤其与肾、脾、胃关系密切。所以，通过观察舌体的润燥，可判断体内津液的盈亏与病邪的寒热。比如舌面干燥，说明全身的津液也减少，而舌面过于湿润，可能体内有水湿潴留。

舌头与人体脏腑的关系

中医一般将整个舌体分为 4 个部位，分别是舌尖、舌中、舌边和舌根，这些部位又分别对应着不同脏腑。舌尖相应于心肺，多反映上焦心肺的病变，心肺疾病可观舌尖处；舌中相应于脾胃，多反映中焦脾胃的病变，脾胃疾病可观舌中央；舌边相应于肝胆，多反映肝胆的病变，肝胆疾病可观舌边；舌根相应于肾，肾脏疾病可观舌根部。此外，舌下脉络在机体循环功能发生障碍时，变化也会非常明显。

1 舌尖

舌与心的关系密切相关。中医认为"舌为心之苗"，即舌尖是心功能及有关状况的外在表现，心的虚实和病变，能够从舌尖上反映出来。而中医中的肺包含整个呼吸系统及鼻、皮肤等。

2 舌中

中医中的脾胃并不单指脾脏和胃，不仅涵盖了现代医学的消化系统，并且与神经系统、内分泌系统、免疫系统、运动系统也有一定的联系。脾胃有消化食物并从中吸收营养物质的功能。

3 舌边

肝胆是人体的重要脏器之一，承担周身气血的调节、胆汁的分泌与排泄、肌肉关节的屈伸、情绪的变化等。自主神经的调节、大脑及周围神经系统、眼睛以及视神经等都与肝胆的功能相关。

4 舌根

中医里的肾，是对内分泌系统和生殖系统及部分骨骼系统等形态与功能的概括，并不是单指肾脏。肾脏的功能主要体现在泌尿系统，以及牙齿、骨骼、毛发等方面。

家长要学会的舌诊技巧

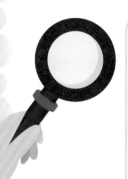

孩子活泼好动，不宜伸舌时间过久，否则容易导致血管变形而色泽改变。所以看舌时应敏捷迅速。若观察不清，可让孩子休息 3~5 分钟后再望舌。

❶ 舌诊的姿势

给孩子看舌时，要让孩子坐着或仰卧，让光线均匀直射于舌面。伸舌时要自然、放松，舌面舒展平坦，舌尖略朝下，尽量张口使舌体充分暴露，时间不宜过长，以免口舌疲劳。

❸ 舌诊的顺序

先看舌质，观察舌体的色泽、斑点、胖瘦、老嫩、灵活度等情况。从舌尖到舌中、舌边、舌根，依次细看；再看舌苔，观察舌苔的有无、厚薄、润燥、腐腻、色泽等情况。

❷ 舌诊的时间

孩子在空腹、静卧、情绪安静状态下的舌诊结果相对准确，以早晨舌诊为宜。此时机体处于安静状态，阴阳之气相对平衡，气血调和而均匀，饮食未进，舌头未因饮食的咀嚼影响而发生改变，故此时进行舌诊能比较真实地反映机体生理、病理方面的变化情况。

家长在给孩子看舌象时要学会一些技巧和方法，才会让判断更准确，不会出现偏差。

❹ 刮舌验苔法

若鉴别舌苔有根无根，以及是否染苔，可用刮舌苔的方法来辨别：刮之不脱或刮后留下污渍，为里有实邪；刮之易去，舌体明净光滑，则多属于虚证。

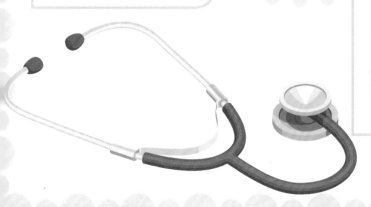

哪些情况下不宜看舌象

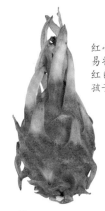

红心火龙果容易将舌苔染成红色，舌诊前孩子不宜吃。

吃了有颜色的食物不宜看舌象

　　舌诊前，不要让孩子摄入有颜色的食物或饮品，如火龙果、黄瓜、橙子、花生、牛奶、可乐等，容易出现染苔，比如火龙果会让舌质变红，花生会让舌苔变白厚，这些都会影响判断。

不要在饭后半小时内看舌象

　　孩子吃饭的时候，舌头充分参与了食物的搅拌和咀嚼，血液循环加快，容易造成舌质变红。另外，过冷或过热的饮食及刺激性食物，也会使舌色改变。

　　舌诊的结果很容易受到一些因素的影响。在一些情况下是不适宜看舌象的，否则会影响判断。

服用某些药物不宜看舌象

　　孩子在服用某些药物后，比如某些抗生素、化学添加剂等，舌苔会变黑。这与每个孩子的不同体质有关，有的孩子会有这种情况，有的孩子则没有，但是也要注意这种情况的发生，以免影响判断。

不要在有色灯光下看舌象

　　光线对舌象色泽的影响很大，在屋里开着有色灯或打着冷光灯看舌象，与实际情况有偏差。要选择充足并自然的光线，避免面对有色门窗或墙壁等反光太强的物体。晚上或在暗处时，要用日光灯，必要时，白天再复查。

　　正常的舌象往往随季节不同而稍有变化，如夏季暑湿较盛，舌苔多偏厚，或呈淡黄色；秋季干燥，舌苔多薄而干；冬季严寒，舌常湿润。要注意环境对舌象的影响。

家长如何给孩子看舌象

观察舌象通常从显而易见的异常特征着手，并全面观察，紧密结合全身症状进行综合分析。当舌象与其他临床症状相一致时，说明病情单纯；当舌象特征与病情不一致时，说明病情较为复杂，必须综合分析作出判断。

❶ 舌质

观察舌体的颜色、质地、形态与动态变化，如淡白舌、胖大舌等。舌质主要反映气血的变化。

舌诊的主要内容可以归纳为两个方面：舌质和舌苔。

❷ 舌苔

观察舌苔的质地与颜色，如厚苔、腻苔、黄苔等。舌苔主要反映肠胃的变化。

健康的舌头是什么样的

健康的孩子舌头应该是大小适中，舌体柔软，淡红润泽，而且舌面有干湿适中的淡淡的薄苔，"舌正中沟"不甚明显，舌根部的舌苔稍微增厚。这种舌象显示各系统功能处于非常协调的生理状态。此外，舌象还受年龄及饮食习惯或季节变化等影响。例如，老年人的舌质比较老，舌色较紫暗；儿童的舌质比较嫩；嗜烟者舌苔常黄而干。这些均属于正常生理变化，不需要特别治疗。

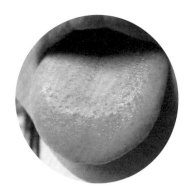

健康的舌头淡红润泽，有一层薄白苔。

舌质怎么看

舌质又称"舌体"，是舌的肌肉脉络组织，包括血管、神经等组织。望舌体主要观察舌神、舌色、舌形、舌态 4 个方面的变化，以候脏腑虚实，气血盛衰。无论舌体如何变化，无不外乎神、色、形、态 4 个方面的变化。

神

态 舌 色

形

看舌神

舌神指的是舌的神气，根据舌体的荣枯和灵动情况，可分为有神和无神。

有神

舌质淡红，鲜明滋润，大小适中，柔软灵活；舌苔均匀，薄白而润，谓之有神。有神代表脏腑气血津液充盛，胃气旺盛。这属于正常的舌象。

无神

舌质干枯死板，颜色暗淡，运动失灵，谓之无神，代表脏腑气血阴阳衰败。这是病态的舌象。

临床上凡舌色红活明润，无论出现何种苔色，多属病情轻浅，预后良好；若舌无血色、枯晦暗淡，不论有苔无苔，全无神气者，病多危重，预后险恶。故舌有无神气，反映了脏腑、气血、津液的盛衰，关系到疾病预后的凶吉。另外，有无胃气，也是判断有神与否的一个方面。有胃气则舌柔和，无胃气则舌死板。

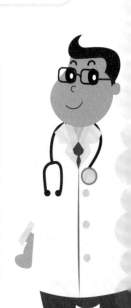

看舌的颜色

正常人的舌颜色一般呈淡红色，这是血液充足，阳气和畅的表现。如果舌色出现白色、红色、青色、紫色等颜色，皆属于病色，可以通过舌头呈现的不同颜色来判断身体的气血寒热、阴阳盛衰等病情。

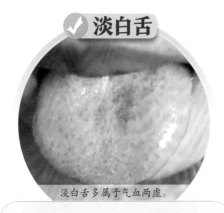

✓ 淡白舌

淡白舌多属于气血两虚。

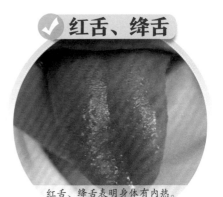

✓ 红舌、绛舌

红舌、绛舌表明身体有内热。

舌象特征： 如果孩子舌质颜色偏淡，白多红少，甚至全无血色，称为"淡白舌"。

舌象诊断： 孩子舌质淡多属于气血两虚，由于气血不足，不能上荣于舌所致。此舌象多见于缺铁性贫血、巨幼红细胞贫血、营养不良的孩子。由于先天因素、饮食不合理、消化吸收功能性障碍、某些疾病等因素均会导致孩子舌质淡白。

舌象特征： 孩子舌质偏红，比淡红色要深，甚至呈现鲜红色，舌色鲜红的称为"红舌"，深红色发暗的称为"绛舌"。

舌象诊断： 红舌、绛舌表示孩子身体有热，一般分为实热和虚热。实热多见于感冒发热、肺炎、扁桃体炎等，表现为口干舌燥、咽痛、大便干燥等；虚热多见于高热后、性早熟、结核病等，表现为口渴、潮热、盗汗等。

 对症调理 家长应注意及时给孩子补充维生素或铁剂，预防贫血；给孩子多吃一些大枣、木耳、猪肝、菠菜、牛肉等补养气血的食物；注意均衡饮食，不能偏食、挑食。

 对症调理 可给孩子吃清热生津、化痰的食物，如梨、荸荠、白萝卜、冬瓜、绿豆等，也可做成药膳给孩子食疗。不要让孩子吃油炸、高脂肪、辛辣等助火的食物。

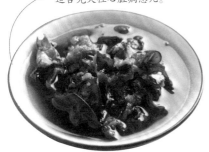

此羹有补虚化瘀的功效，适合先天性心脏病患儿。

黑木耳大枣汤
取黑木耳 5 克，大枣 12 克，冰糖 12 克。将黑木耳用温水泡发，再放入大枣和冰糖，开火煮 30 分钟即可。

✔ 舌尖红

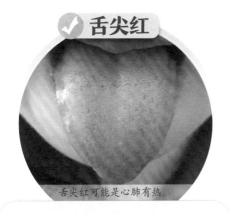

舌尖红可能是心肺有热。

舌象特征： 孩子舌尖比较红，其他部位淡红而润。

舌象诊断： 舌尖主要反映心和肺方面的问题，可能是有肺热或心火旺，如果没有呼吸急促或有痰的症状，说明内热较轻。如果内热较重，还会伴有咳痰、小便短赤、睡眠不安等症状。另外，孩子患有舌头溃疡也会导致舌尖红。

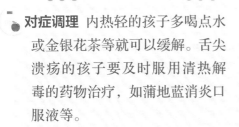

对症调理 内热轻的孩子多喝点水或金银花茶等就可以缓解。舌尖溃疡的孩子要及时服用清热解毒的药物治疗，如蒲地蓝消炎口服液等。

✔ 青紫舌

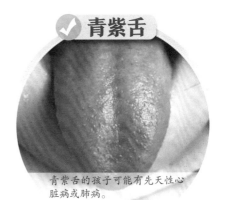

青紫舌的孩子可能有先天性心脏病或肺病。

舌象特征： 孩子舌色出现淡紫色、紫红色，或有瘀斑、瘀点等。

舌象诊断： 孩子出现青紫舌比较常见的原因是先天性心脏病，表现为全身青紫，有些孩子还伴随气喘、胸闷、呼吸困难等表现。当孩子有肺部疾患时也会导致舌色发紫，孩子常常伴随发热、咳嗽、呼吸困难、喘憋等症状。

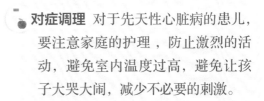

对症调理 对于先天性心脏病的患儿，要注意家庭的护理，防止激烈的活动，避免室内温度过高，避免让孩子大哭大闹，减少不必要的刺激。

看舌的形态

正常的舌形大小适中，鲜明润泽，若机体发生病变，舌形会出现异常，比如舌头胖大或瘦小，苍老或娇嫩，舌头上有裂纹、红点、芒刺、齿痕等。苍老舌一般多见于成人，孩子几乎不常见，故这里不作介绍。另外，本书介绍的都是病理舌象，排除遗传因素造成的异常舌象。

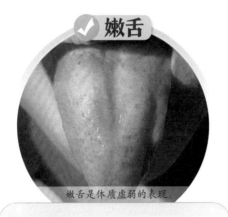

✔ 嫩舌

嫩舌是体质虚弱的表现。

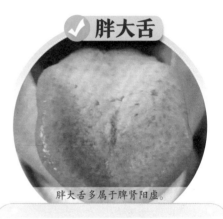

✔ 胖大舌

胖大舌多属于脾肾阳虚。

舌象特征： 嫩舌舌质纹理细嫩，舌体浮胖，舌色浅淡。

舌象诊断： 嫩舌是体质虚弱的一种表现，多见于长期患有慢性消耗性疾病的孩子，也可见于大病尚未康复的孩子。由于长期发热、出汗、营养不良，身体失去了大量的维生素、蛋白质、微量元素等营养物质，但又得不到及时的补充，因此体质比较虚弱。

舌象特征： 舌体明显增大，并且肥厚，伸舌时舌体满口，或有齿痕。

舌象诊断： 中医认为胖大舌多因脾肾阳虚，湿热痰饮上溢导致。现代医学认为胖大舌是舌乳头细胞组织水肿导致的。临床上，急性肾炎和肾病综合征为小儿胖大舌的主要病因。此外，孩子长期患有慢性腹泻、肝脏疾病、结核病等慢性消耗性疾病也易导致胖大舌。

对症调理 嫩舌多是体质虚弱引起的，可以给孩子多吃一些易消化、健脾胃的食物，如山药、大枣、牛肉等，补充营养，增强抵抗力。

对症调理 可选择利水消肿的食物给孩子食疗，如薏苡仁、赤小豆、荷叶等。肾炎的孩子要限制盐的摄入，少食多餐，多补充豆制品、蛋类、乳制品等富含优质蛋白的食物。

此粥有温阳补虚的功效，适用于脾肾阳虚的肾病患儿。

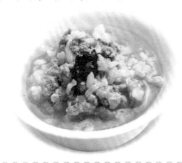

苁蓉羊肉粥

肉苁蓉10克，羊肉50克，大米50克，盐、葱、姜各适量。将肉苁蓉加水煮20分钟，去渣留汁。将羊肉洗净切碎，与大米一起放入药汁中，开火煮沸，再加入盐、葱和姜，继续煮成粥即可。

✔ 瘦薄舌

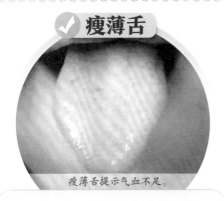

瘦薄舌提示气血不足。

舌象特征： 舌淡白瘦薄，舌尖光莹，舌苔薄白而干。

舌象诊断： 瘦薄舌多是由于营养不良形成的，中医认为是气血不足造成的。机体组织营养不足而致舌肌和舌黏膜生长不良，萎缩，舌体亦随之瘦薄。多见于体虚、慢性消耗性疾病，如慢性萎缩性胃炎、长期胃肠功能紊乱、贫血、代谢障碍等。

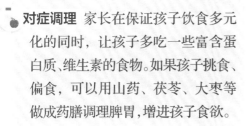

对症调理 家长在保证孩子饮食多元化的同时，让孩子多吃一些富含蛋白质、维生素的食物。如果孩子挑食、偏食，可以用山药、茯苓、大枣等做成药膳调理脾胃，增进孩子食欲。

✔ 瘦红舌

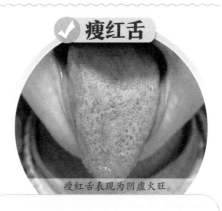

瘦红舌表现为阴虚火旺。

舌象特征： 舌体瘦长，舌尖瘦小，舌质红，有的舌头还布满了一颗一颗鲜红的草莓点。

舌象诊断： 瘦红舌主要是阴虚火旺造成的。热邪侵袭机体，内热日久不退，热使得血流加速，导致舌色鲜红；也有部分孩子因为各种慢性消耗性疾病，导致体内营养物质过度消耗，从而出现此舌象。

对症调理 首先要滋阴降火，可以给孩子吃一些滋阴润燥的食物，如雪梨、百合、银耳、麦冬、玉竹等。然后给孩子多吃富含蛋白质、维生素的食物，补充机体营养。

✅ 点刺舌

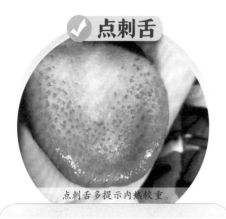

点刺舌多提示内热较重。

✅ 瘀积舌

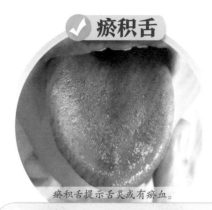

瘀积舌提示舌炎或有瘀血。

舌象特征： 点刺舌是红点舌和芒刺舌的总称。舌面上有很多颜色比较深的小红点，一般不高出舌面，称为"红点舌"；舌乳头增生、肿大，突出舌面，状如芒刺，摸之棘手，称为"芒刺舌"。

舌象诊断： 点刺舌是身体内热较重的征象。点刺出现在舌尖或舌边，表示热盛；点刺出现在舌中，多为热毒更盛或热入血分。感冒、失眠、便秘、缺乏维生素、营养不良的孩子会出现点刺舌。

舌象特征： 舌尖或舌边有紫黑色或紫红色的瘀点或瘀斑，称为"瘀积舌"。

舌象诊断： 瘀积舌是体内瘀血内停的表现，常见的外因可能是跌打损伤。如果婴儿舌尖或舌边有瘀点，并伴有麻木、灼热、进食刺痛的感觉，可能是舌炎引起的。舌炎是一些系统性疾病的口腔并发症，多见于贫血、吸收不良综合征、心力衰竭的患儿。

对症调理 如果孩子出现点刺舌，要注意增强抵抗力，做好疾病的预防和治疗，尤其在患病期间更要注意养成良好的生活和饮食习惯。因为孩子在患病期间体质比较虚弱，稍有感染就可能导致病邪深入，侵袭脏腑而使病情加重，所以要做好家庭的护理。

对症调理 孩子出现瘀积舌一定要去医院查明病因再对症调理，如果是内脏疾病引起的，要积极治疗原发病。家庭护理方面可以用桃红四物汤泡脚，可以活血化瘀。如果是舌炎，要注意饮食，保持口腔清洁，同时注意给孩子补铁，预防贫血。

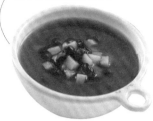

此粥具有健脾利湿的功效，适用于脾虚痰湿的孩子。

山药赤小豆粥

赤小豆50克，山药100克，冰糖适量。山药洗净，去皮，切成丁，赤小豆洗净，用冷水浸泡2小时左右。锅中加入适量水，将山药丁和赤小豆煮至烂熟，冰糖下入粥内，搅拌均匀，再盖上盖子小火焖10分钟，即可关火盛起食用。

✓ 裂纹舌

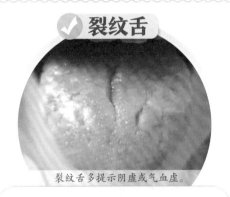

裂纹舌多提示阴虚或气血虚。

舌象特征：舌面上有纵横不规则的裂纹、裂沟，深浅不一，多少不等，这样的舌被称为"裂纹舌"。

舌象诊断：裂纹舌是由于气血、阴液两虚，舌体失于濡养而形成的。裂纹红舌是机体热盛伤阴，气阴两伤引起的；裂纹淡舌则是机体营养不良的表现。如果孩子缺乏某种维生素或微量元素时，也会出现裂纹舌。

🍎 **对症调理** 对于阴虚的孩子，家长可给孩子补阴，如吃一些滋阴清热的食物，如雪梨、银耳、麦冬等。孩子如果缺乏维生素或微量元素，要注意补充，均衡饮食，调理好肠胃。

✓ 齿痕舌

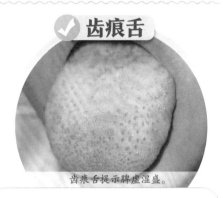

齿痕舌提示脾虚湿盛。

舌象特征：舌体胖大，两侧出现明显的牙齿印，称为"齿痕舌"。齿痕舌的孩子舌体较嫩。也有先天性齿痕舌，这种不是病理舌。

舌象诊断：孩子出现齿痕舌，说明脾虚时间较长，并且比较严重。舌淡红而有齿痕，多是脾虚或气虚的表现；舌淡白湿润而有齿痕，多是寒湿壅盛所致；舌红而肿胀满口有齿痕，多是湿热痰浊壅滞所致。

🍎 **对症调理** 这类舌象的孩子体质较差，易生病，家长在调理时一定要注意是否伴有积食，伴有积食的不仅要健脾，还要消积，可以食用山药、麦芽、神曲等健脾消积。

舌苔怎么看

　　舌苔是水谷精气（食物经过脾胃消化后形成的精微物质）升腾于舌的一种表现。正常情况下，舌苔不厚不薄，可以隐隐看到下面淡红色的舌体，舌苔颜色呈淡白色。在疾病状态下，舌苔会出现颜色和质地的变化。舌苔的颜色和质地的变化是判断疾病的寒热性质、人体脾胃精气盛衰、体内秽浊物质多少的重要依据。

看舌苔的颜色

　　舌苔颜色的变化，往往和寒热有关。孩子的舌苔比较常见的颜色是白色和黄色，再结合舌苔厚薄、润燥等质地的变化，可大致判断身体健康状况。

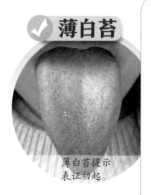

✔ **薄白苔**

薄白苔提示表证初起。

舌象特征： 如果孩子舌苔发白，且为薄薄的一层，舌苔比较润，属于薄白苔，是儿童常见的舌苔。

舌象诊断： 薄白苔也表示病在体表而未入里。根据舌苔润燥的不同也表示不同的健康状况。舌苔薄白而过于滑润，多见于表寒证；舌苔薄白而干燥，为表热证或感受燥邪。

对症调理

　　当孩子有表证初起的情况时，要注意预防疾病，增强机体抵抗力，做好日常防护，不要让孩子过冷或过热，防止疾病入里。

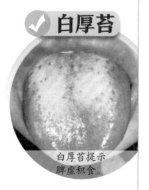

✔ **白厚苔**

白厚苔提示脾虚积食。

舌象特征： 舌面上有厚厚的一层白苔，不能看到舌底的为白厚苔。

舌象诊断： 厚苔是体内水湿秽浊之气熏蒸于舌面的一种反映，而白色表明有内寒，所以白厚苔是水湿内停或饮食积滞的一种反映。通常孩子积食、脾胃虚弱或患有呼吸系统疾病时会出现这种舌象。

对症调理

　　对于积食的孩子可以用保和丸或服用益生菌调节肠道微环境；脾胃虚弱的孩子可以使用健脾丸调理，也可适量食用茯苓、山药等健脾胃。

此汤具有清热利水的功效，适合舌苔黄腻、体质湿热的患儿。

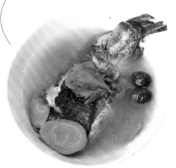

赤小豆鲤鱼汤

赤小豆30克，鲤鱼1条，胡萝卜片、大枣、葱、姜、盐各适量。将鲤鱼处理干净，赤小豆提前浸泡2~3个小时，洗净，和鲤鱼一起放入锅中，加入其他辅料，加适量水，开火煮沸，再小火煮至鱼熟即可。

✔ 黄白相兼苔

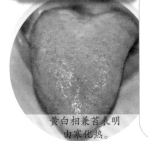

黄白相兼苔表明由寒化热。

舌象特征：舌苔白腐，夹杂淡黄，黄白相兼，舌苔由"白"转"黄"。

舌象诊断：白苔主寒，黄苔主热，黄白相兼说明表证由寒化热，表里相兼，或湿热内蕴，或湿郁化热。

对症调理

稍微给孩子喝一些清热解毒的茶饮即可，如车前草茶、菊花茶等。

✔ 薄黄苔

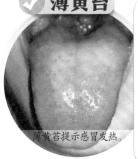

薄黄苔提示感冒发热。

舌象特征：苔色变黄，而舌苔的质地仍然为薄苔。

舌象诊断：黄主热证，苔薄说明邪气表浅，体内没有秽浊物质积聚，所以薄黄苔往往是热在肌表（如感冒发热等）的表现。

对症调理

孩子的饮食宜清淡、易消化，也可以给孩子喝一些清热解毒的茶饮，如金银花茶等。发热者请儿科大夫诊治。

✔ 黄腻苔

黄腻苔提示湿热蕴结。

舌象特征：舌苔黄厚而腻，像涂了一层鸡蛋黄。

舌象诊断：黄主热证，腻是水湿的象征，所以黄腻苔主湿热。经常吃高脂肪、高蛋白的食物会影响脾胃运化，在体内形成痰湿。痰湿堆积久了会郁积发热，这种湿和热合并在一起就是湿热。

对症调理

家长应限制孩子吃高糖、高脂肪、高蛋白的食物，饮食宜清淡有营养，也可服用清热利湿的中药进行调理。

看舌苔的厚薄

　　舌苔的厚薄主要反映体内秽浊物质的多少。当疾病较轻较浅，没有影响到脾胃对饮食的消化时，舌苔往往以薄为主。而当疾病导致脾胃运化腐熟功能减弱，饮食不能正常消化，在体内异常积聚而形成各种秽浊物质，这些秽浊物质向上熏蒸于舌面，就会形成厚苔。

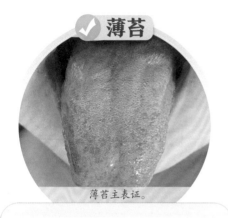

✔ 薄苔

薄苔主表证。

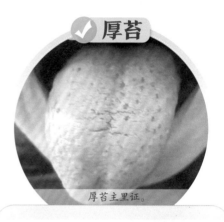

✔ 厚苔

厚苔主里证。

舌象特征： 透过舌苔可以隐隐看到下面的舌体，这种是薄苔。薄苔根据舌苔颜色、质地的不同，所主疾病也不同。

舌象诊断： 薄苔主表证。舌苔薄白主表寒，舌苔薄黄主表热，舌苔薄白腻主寒湿，舌苔薄黄腻主湿热。

舌象特征： 透过舌苔不能看到下面的舌体，就是厚苔。

舌象诊断： 厚苔常主里证，且提示存在脾胃湿热和痰饮。若为白厚苔，通常表明积食未消，且受寒湿之邪而湿热过盛；若白厚苔转为黄厚苔，且舌边、舌尖红，则表明痰热伤阴。

对症调理 正常的薄白苔不用调理，如果出现一些颜色或质地的变化，要注意观察，做好家庭护理，预防疾病的发生。

对症调理 厚苔的孩子多以脾胃问题为主，饮食方面建议适当增加赤小豆、薏苡仁、山药、莲子等进行食疗，减少冰激凌、肥肉、烧烤等饮食，可辅助改善厚苔的现象。

看舌苔的腐腻

厚苔根据其颗粒的粗细以及质地的细腻程度，又有腐苔和腻苔的区别。

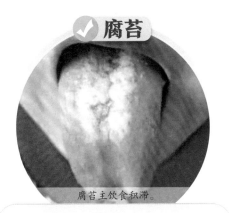

腐苔主饮食积滞。

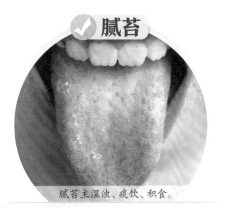

腻苔主湿浊、痰饮、积食。

舌象特征： 舌苔颗粒粗大疏松，像豆腐渣一样堆积在舌面，揩之可去的，称为"腐苔"。

舌象诊断： 腐苔主要是体内秽浊物质，如饮食积滞不化、痈疡等疾病产生的腐致物质等在舌面上的反映。腐苔多见于体质虚弱或长期使用抗生素、激素等导致的免疫力低下，菌群失调，继发霉菌感染的孩子。

舌象特征： 如果舌苔颗粒细腻致密，揩之不去，刮之不脱，并且上面附着有一层油腻状黏液的，称为"腻苔"。

舌象诊断： 腻苔主湿浊、痰饮、积食。舌苔白腻提示水湿内停，消化道不通畅；舌苔黄腻提示体内有湿热。孩子苔腻多为胃肠功能紊乱所致，如进食过多生冷甜腻的食物、暴饮暴食等。

对症调理 孩子有腐苔，多是饮食积滞引起的，属于比较严重的症状，要找医生开具一些消食化积的药物进行调理。

对症调理 家长应注意给孩子均衡饮食，改掉不良的饮食习惯，当有积食时要给予清淡饮食，食用健胃消食的食物或服用药物等帮助消化。

看舌苔润燥

　　舌苔的润燥主要反映体内津液的状况。舌苔润泽有津，说明体内津液充足，为正常舌苔；若舌苔过于滑润，说明体内水湿过多；若舌苔干燥，说明津液亏耗。

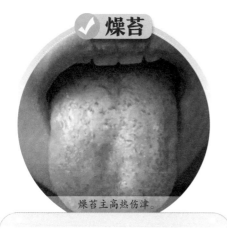

燥苔主高热伤津。

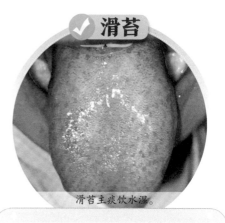

滑苔主痰饮水湿。

舌象特征： 燥苔干燥少津，看上去干枯不润燥，摸上去缺乏水分。

舌象诊断： 燥苔一般主高热、吐泻伤津。由于身体中有炎症或者慢性疾病导致体内积热过多，使身体内体液减少，无法滋润舌头，从而造成舌苔干燥的现象。

舌象特征： 如果舌部过于滋润，舌苔看上去湿滑黏腻，甚至涎流欲滴，称为"滑苔"。

舌象诊断： 滑苔是体内水湿过多的表现，主痰饮水湿。孩子如果饮食过于油腻或寒凉，导致脾虚不能运化水湿，容易形成滑苔。如果还伴有咳嗽有痰，说明体内有痰湿。

对症调理 孩子如果舌苔比较干燥，要注意给孩子补充水分，有高热者要注意清热。可以食用滋阴清热的食物或服用药物进行调理。

对症调理 首先要改善孩子的饮食习惯，不吃寒凉、生冷、肥甘厚腻的食物，清淡饮食，多用山药、大枣、茯苓、赤小豆、薏苡仁等健脾利湿。

看舌苔的剥落

剥苔在孩子的舌象中比较常见。舌上原本有舌苔，患病过程中舌苔有部分脱落或全部脱落，脱落处光滑无苔，可以看到舌质，这种舌被称为"剥落苔"。剥落苔是舌黏膜上皮萎缩的表现，与胃气不足、胃阴亏虚或者气血两虚有关。根据舌苔剥落的部位、范围和大小的不同，又将其分为以下几种类型。

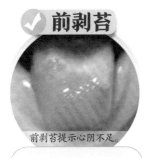

✔ 前剥苔

前剥苔提示心阴不足。

舌的前部舌苔剥落，称为"前剥苔"，说明心阴不足。

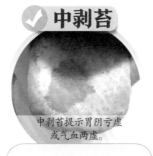

✔ 中剥苔

中剥苔提示胃阴亏虚或气血两虚。

舌的中部舌苔剥落，称为"中剥苔"，说明胃气匮乏、胃阴枯涸或气血两虚。

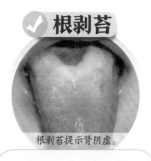

✔ 根剥苔

根剥苔提示肾阴虚。

舌的根部舌苔剥落，称为"根剥苔"或"后剥苔"，说明肾阴虚。

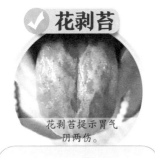

✔ 花剥苔

花剥苔提示胃气阴两伤。

舌苔多处剥落，剥落不规则，剥落处光滑无苔，舌面上仅有少量舌苔者，中医称为"花剥苔"，也就是常见的"地图舌"，说明胃气阴两伤。

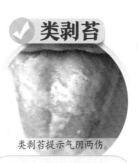

✔ 类剥苔

类剥苔提示气阴两伤。

舌苔处剥落不光滑，仍有新长出来的舌苔颗粒，称为"类剥苔"，说明气阴两伤。类剥苔易剥易续生，故形状多变。

🍎 **对症调理** 胃气不足导致的剥落苔，可以遵医嘱服用补中益气丸来补胃气。胃阴不足导致的剥落苔，可以选择北沙参、玉竹、黄精等补阴的中药进行食疗。气血两虚导致的剥落苔，说明孩子体质较弱，可给孩子检查一下是否贫血，然后再补充营养和铁元素。

儿童常见的几种特殊舌象

孩子经常会有脾胃虚弱、体内有热、缺乏微量元素等问题，如果症状比较严重的，会出现一些特殊的舌象，如草莓舌、地图舌等，家长要引起注意。

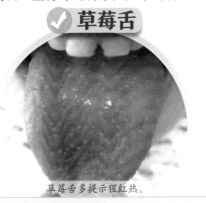

✓ **草莓舌**

草莓舌多提示猩红热。

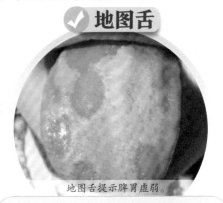

✓ **地图舌**

地图舌提示脾胃虚弱。

舌象特征： 草莓舌也是红绛舌的一种，表现为舌苔剥落，舌乳头红肿，很像鲜红的草莓。

舌象诊断： 孩子出现草莓舌，是体内有热造成的。孩子出现草莓舌多见于猩红热，伴有发热、咽部疼痛、扁桃体肿大等症状。孩子如果单纯舌上有红点，并没有其他症状，多半是上火引起的。孩子舌质红如草莓状，前 1/3 有红点，可能是肺热引起的。孩子如果单纯出现草莓舌，全身没有其他症状，也没有上火，可能是缺锌导致的。

舌象特征： 舌面上舌苔厚薄不均，有的地方可见舌质，有的地方斑驳不齐，剥落的舌苔边缘凸起，剥落处舌苔表面光滑，界限清晰，形似地图，俗称"地图舌"。

舌象诊断： 地图舌多发生于体弱的患儿。中医认为，舌苔为胃气所生，孩子出现地图舌，说明孩子的脾胃之气比较虚弱，主要是脾胃阴虚和脾胃气虚。特别是孩子出现高热，时间长了之后津液损耗导致胃液受损，就很容易出现地图舌。

对症调理 对于猩红热的孩子，要给予积极的抗感染治疗，防止肾炎以及风湿热等。缺锌的孩子要检查微量元素，及时补锌。对于上火和肺热的孩子，可以用清热的食物进行饮食调理。

对症调理 如果孩子有地图舌，并且出现精神萎靡、食欲不振、头发稀少发黄等症状，可能是佝偻病、贫血、疳积或缺乏某种微量元素造成的，要进一步检查再进行治疗。

此汤具有滋阴清热的功效，适合草莓舌患儿。

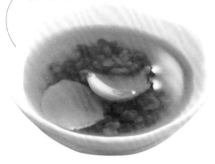

绿豆百合汤
绿豆50克，百合30克，冰糖12克。将绿豆、百合加水熬煮30分钟，最后加冰糖，稍煮一会儿至冰糖溶化即可。

✔ 镜面舌

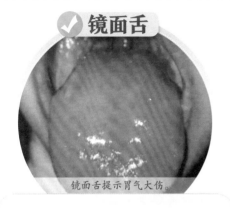

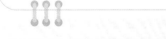
镜面舌提示胃气大伤。

舌象特征： 舌上的舌苔全部脱落，舌面光洁如镜者，称为"镜面舌"。镜面舌是剥落苔较为严重的一种。

舌象诊断： 镜面舌的孩子轻者为营养不良，或体内缺乏铁元素、维生素 B_{12} 等；严重者提示体内津液匮乏，病情较重。如果病久了会出现绛色镜面舌，要防止出现败血症。

对症调理 首先看镜面舌的严重程度，轻者要注意补充铁剂和维生素 B_{12}，预防贫血，给孩子清淡饮食，不吃辛辣、油腻食物，严重者要去医院查明病因再进行调理。

✔ 弄舌

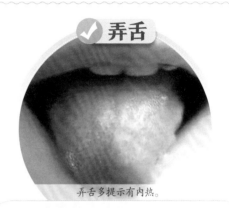

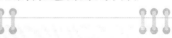
弄舌多提示有内热。

舌象特征： 小儿舌微微露出口，立即收回，或舔弄口唇，上下左右调动不停，这种舌称为"弄舌"。

舌象诊断： 中医认为，弄舌常见的病因通常为心脾实热、脾肾虚热、痫证、小儿疳积等所引起，孩子还会表现为身热面赤、时时烦躁、口渴喜冷饮等症状。另外，孩子智力发育不全或患有唐氏综合征也会出现弄舌。

对症调理 不同证型引起的弄舌要对症调理。心脾实热的孩子，要清心火，泻脾热；脾肾虚热的孩子，要健脾益肾，滋阴清热；患有癫痫的孩子，要熄风开窍；疳积的孩子要及时补充营养。

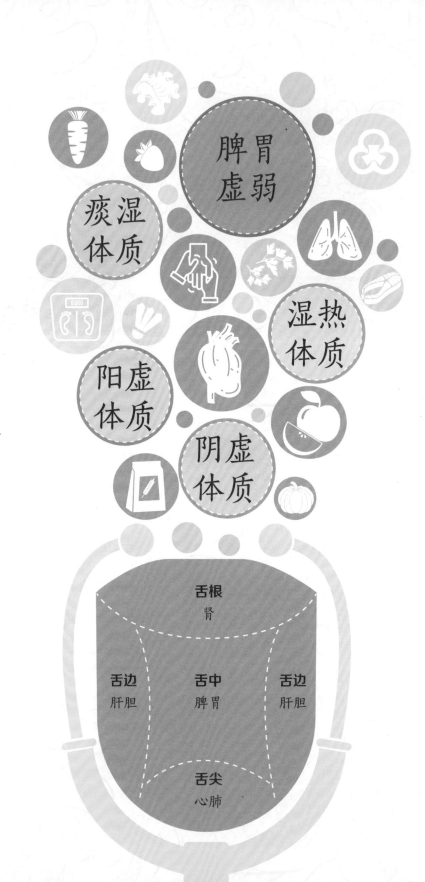

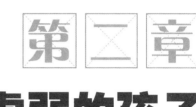

第二章

脾胃虚弱的孩子，舌体胖大

　　孩子由于先天因素、饮食不节、情志因素等原因容易出现脾胃虚弱，会导致孩子出现营养不良、经常生病、体质差等问题。所以孩子脾胃虚弱是家长比较关心的问题。

　　本章重点分析了孩子脾胃虚弱的原因与舌象特征，以及脾胃虚弱容易引起的常见疾病，并分别从饮食、中药、按摩、护理等方面给出了科学的调理建议。

孩子为什么脾胃虚弱

脾胃虚弱包括脾气虚、脾阳虚、脾不统血、中气下陷、胃阳虚、胃气虚、胃阴虚等。其中，脾气虚是脾胃虚弱的基本类型，指脾气不足，失其健运所表现的证候。

不良的饮食习惯是造成孩子脾胃虚弱的主要原因。

饮食不均衡会增加脾胃的负担。很多家长认为孩子吃得好才会发育得好。其实对于孩子稚嫩的脾胃来说，很多高营养、高蛋白的食物往往会增加孩子的脾胃负担。比如，很多家长认为给孩子多吃牛肉，可以让孩子长身体，但从医学角度来说，牛肉的肌肉纤维比较粗糙，不易消化，多吃反而会给孩子的脾胃造成很大的负担。

一些不好的进餐习惯也会对脾胃造成伤害。比如孩子边吃边玩、家长追喂等，这些不良的饮食习惯会影响脾胃对食物的消化吸收，时间长了会导致孩子消化功能出现紊乱。因此，家长要让孩子安静地进食，并且控制孩子的食量，引导孩子正常饮食，不要过饥也不要过饱，更不要出现暴饮暴食的情况。

经常进食过凉的食物会影响脾胃功能。过凉的食物进入胃中会引起胃黏膜血管收缩，影响胃酸分泌，影响孩子的

舌象特征

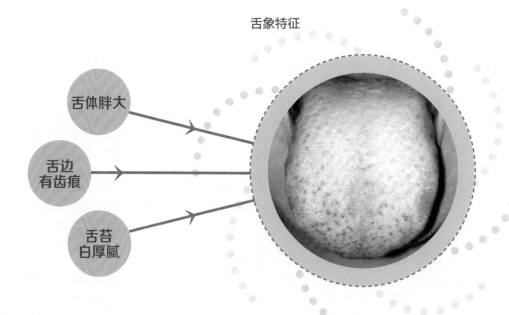

舌体胖大

舌边
有齿痕

舌苔
白厚腻

消化能力，从而导致脾胃功能失调。

脾胃虚弱的孩子常见症状表现为：不爱吃饭，如食欲较差、吃得少、对爱吃的食物也没有食欲；面色发白或呈暗黄色，外观看起来消瘦、懒散；精神状态不佳，容易犯困，总是没精神、没力气、懒言少语；肠胃不适，如不规律腹痛、腹部不适，经常嗳气、排气、腹胀、大便次数减少，部分孩子进食后容易发生腹泻；严重情况下会出现面色苍白、浑身无力、不想吃东西、心慌气短、口唇发白，容易患感冒或其他呼吸系统疾病，表现为免疫功能下降，反复患感染性疾病。其中，厌食和消瘦是脾胃虚弱孩子的重要特征。

脾胃虚弱的孩子 为何会出现胖大舌

脾虚则湿气不运

当身体内的水液增多时，脾因虚弱不能运化水湿，水液就会泛滥，进入身体各个组织器官的间隙中，包括舌头，这时就会出现舌体胖大的现象。

可能还会伴有齿痕舌

脾虚无法运化水湿时，不但会出现舌体胖大的现象，还会因为胖大的舌头一直压在牙齿上而出现齿痕舌。

脾胃虚弱孩子的舌象特征表现为：舌体胖大，舌边有齿痕，舌苔白且厚腻。

其他身心特征

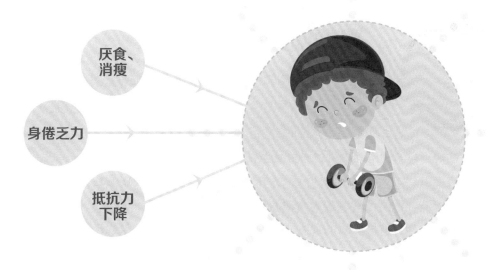

厌食、消瘦

身倦乏力

抵抗力下降

脾虚的孩子
会出现哪些舌象

　　舌体胖大是孩子脾虚的重要标准之一。因为每个孩子的情况不同，孩子的舌象还会表现出其他特征，这里列举几种常见的类型供家长参考。

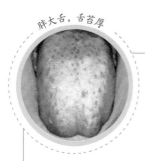

胖大舌，舌苔厚

脾虚兼积食型

舌象特征：舌体胖大，舌苔厚。

舌象诊断：舌体胖大说明孩子脾虚，舌苔厚说明孩子有积食现象。

对症调理：孩子脾虚、有积食，应先给孩子消积食，再补脾。可以选择一些消食化滞的中药给孩子熬汤或熬粥喝，如山楂、麦芽、神曲等；也可多吃火龙果、苹果等促消化的水果。在消积食的同时，可以配合一些补脾的食材，如山药、南瓜、小米、红薯，熬成粥更容易消化；避免吃过多不易消化的食物，如油腻、油炸、刺激性食物等，以免引起腹部不适。家长还可以给孩子捏脊来消积食。另外，也应该让孩子多参加体育运动，增强肠胃蠕动。

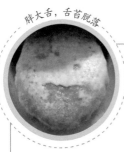

胖大舌，舌苔脱落

脾虚湿盛型

舌象特征：舌体胖大，边有齿痕，舌苔脱落。

舌象诊断：舌体胖大说明孩子脾虚、湿气重，舌苔脱落说明孩子胃气不足。

对症调理：孩子脾虚、湿气重、胃气不足，应给孩子排湿气，同时调理脾胃。孩子脾虚湿气重主要是脾运化和输布津液的功能失调，引起水湿痰浊，在体内蓄积停滞导致的，常表现为大便溏稀、便秘、便黏、嗓子不清爽等。建议平时给孩子吃一些健脾胃的食物，如莲子、山药等；赤小豆薏仁汤祛湿效果较好，可以给孩子食用。另外，应避免孩子吃生冷及油腻的食物。

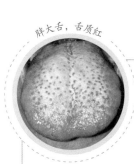
胖大舌，舌质红

脾虚湿热型

舌象特征： 舌体胖大，舌质偏红，舌头上红点明显。

舌象诊断： 舌体胖大说明孩子脾虚、湿气重，舌质偏红，舌头上红点明显说明孩子体内有热。

对症调理： 孩子脾虚、体内有热，应先给孩子消积化热，再滋阴补脾。脾虚、体内有热是虚实交杂的状态。其调理原则一般是：先消积化热，再滋阴补脾。可以考虑用药物进行调理，如大山楂丸、参苓白术散。另外，饮食上应注意搭配一些中药进行食疗，少食多餐，多吃新鲜的水果和蔬菜等，这对改善孩子出现的脾虚内热效果较好。

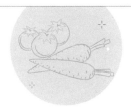
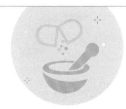
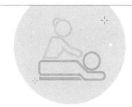

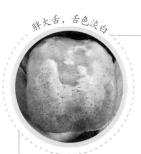
胖大舌，舌色淡白

脾虚兼气血虚型

舌象特征： 舌体胖大，舌头颜色淡白，舌苔斑驳，舌根部舌苔缺失。

舌象诊断： 舌体胖大说明孩子脾虚，舌头颜色淡白说明孩子气血不足，舌苔斑驳说明孩子脾胃失调，舌根部舌苔缺失说明孩子肾气不足。

对症调理： 孩子脾虚、气血不足、肾气不足，应给孩子补气血、健脾益肾。孩子脾虚气虚，主要从饮食方面来进行调理，可以多给孩子食用一些健脾补气、益肾的食物，如山药、薏苡仁、大枣、桂圆、黑木耳、黑豆、黑芝麻、核桃等。家长也可经常给孩子捏脊，从而起到补脾气的效果。

孩子脾胃虚弱，应该怎样调理

脾胃是孩子的后天之本，脾胃健康是孩子生长发育的基本保障，因此健脾和胃尤为重要。

饮食调理

如果孩子本身脾胃就虚弱，饮食上还不注意，更容易损伤脾胃，易出现呕吐、腹泻等症状。家长可以给孩子吃一些黄色食物，如玉米、小米、南瓜、红薯等来调理脾胃。

茯苓赤小豆小米粥

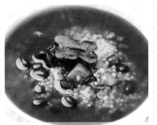
赤小豆提前浸泡更易煮烂。

小米、赤小豆各 30 克，茯苓 5 克，大枣 2 颗。茯苓水煎，去渣取汁；大枣洗净，切开去核；小米、赤小豆分别洗净，和大枣一同放入锅中，加适量水，倒入药汁熬煮成粥即可。

功效

小米可健脾养心，赤小豆可利水渗湿，二者共煮成粥效果更好。

南瓜大枣粥

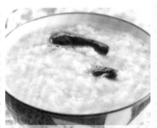
大枣具有健脾补血的功效。

南瓜 200 克，大米 100 克，大枣适量。南瓜去皮，洗净切块；大枣洗净，去核；大米淘洗干净备用。将准备好的材料一同熬煮成粥即可。

功效

此粥可健脾暖胃、补气养血，适合脾胃虚弱的孩子食用。

胡萝卜玉米鲫鱼汤

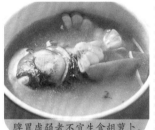
脾胃虚弱者不宜生食胡萝卜。

鲫鱼 1 条，胡萝卜、玉米各 1 根，姜片、油、盐各适量。鲫鱼处理干净，用油略煎；胡萝卜去皮，洗净切块；玉米洗净切段。将除盐以外的所有原料放入砂锅，加适量水，小火煲 40 分钟后加盐调味即可。

功效

此汤健脾养肝、益气活血效果较好。

中药调理

脾胃是人体的后天之本，如果脾胃虚弱，必然会影响其他脏腑器官的气机和功能，各种疾病会随之而来。脾胃一伤，则五脏皆无生气。孩子脾胃虚弱可以利用一些中药进行调理，使脾胃功能协调，身体健康少生病。

理气健脾、消滞健胃

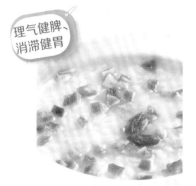

平时还可用陈皮泡水给孩子喝。

陈皮粥

大米50克，陈皮10克，枸杞子适量。陈皮洗净，切成碎末；枸杞子、大米分别洗净。将陈皮和大米一同放入锅中，加适量水，开火煮粥，待粥将熟时，放入枸杞子稍煮片刻即可。

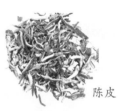

陈皮

- 性温，味辛、苦，归脾经、肺经。
- 适合食积不消、腹胀的孩子。
- 阴虚燥咳、吐血及内有实热者慎服。

健脾益气、消食和胃

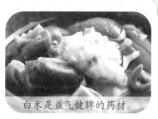

白术是益气健脾的药材。

猪肚白术汤

炒白术20克，茯苓15克，猪肚250克。将炒白术、茯苓加适量水煎煮2次，去渣取汁；猪肚切块，略氽。锅中加水，煮至猪肚熟烂，倒入药汁稍煮，放盐、姜末、料酒调味即可。

白术

- 性温，味苦、甘，归脾经、胃经。
- 适宜气虚体质的孩子。
- 阴虚燥热、气滞胀闷者忌服。

消食导滞

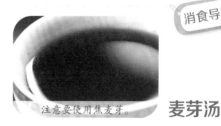

注意要使用焦麦芽。

麦芽汤

焦麦芽200克，山楂、甘草各50克。将以上3味药研成细粉，每次取2克，开水冲服。

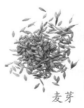

麦芽

- 性平，味甘，归脾经、胃经。
- 可缓解小儿便秘、积食。
- 湿热体质、糖尿病患儿忌用。

按摩调理

孩子腹胀或消化不良时，家长给孩子揉一揉肚脐，孩子就会舒服很多，这就是按摩的功效。对于脾胃不好的孩子，除了在饮食上要注意之外，还可以通过按摩的方法，比如摩腹、捏脊等手法来刺激脾胃，让脾胃强健起来。

摩腹

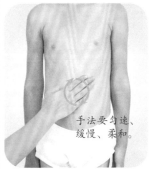

手法要匀速、缓慢、柔和。

以手掌放置于孩子腹部作顺时针方向摩腹50 次，再作逆时针方向摩腹 50 次。

捏脊

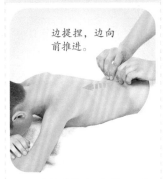

边提捏，边向前推进。

用拇指和食指、中指在脊柱两侧自下而上轻轻提捏 2~3 遍。

补脾经

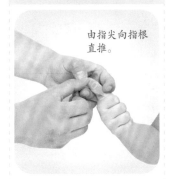

由指尖向指根直推。

脾经在拇指桡侧缘以及拇指末节指腹。使孩子微屈拇指，循拇指桡侧缘由指尖向指根方向直推 3~5 分钟。

按揉足三里

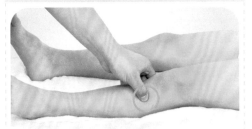

此方法可缓解腹胀、腹痛、呕吐、泄泻。

用拇指指腹按揉两侧足三里各 30~50 次。

按揉肾俞、胃俞、肺俞

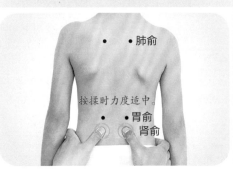

肺俞

按揉时力度适中。

胃俞
肾俞

用拇指指腹按揉肾俞、胃俞、肺俞各 30~50 次。

日常护理

孩子脾胃不好不是短期形成的，而是长期的不良习惯导致的。对于脾胃不好的孩子，家长一定要注意日常的护理，细心呵护好孩子的脾胃。

注意给孩子的腹部进行保暖

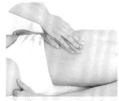

睡前可给孩子揉肚脐。

脾胃虚弱的孩子容易腹泻，孩子的腹部和肠道没有脂肪的"保暖层"，很容易着凉而引起腹泻，因此要注意给孩子的腹部进行保暖。晚上睡前可以给孩子揉肚脐，能起到温中散寒、健脾和胃、补益气血的作用。

寒凉食物会伤孩子脾胃

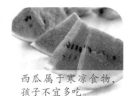

西瓜属于寒凉食物，孩子不宜多吃。

孩子的脾气常不足，不宜食用寒凉食物。"寒凉食物"既包括温度上冰冷的食物，如冰激凌、雪糕等，还包括属性为寒凉的食物，如香蕉、西瓜等。寒凉食物吃多了会影响消化、吸收，也容易损伤脾胃。中医有一个很形象的比喻，说脾胃就像一个"锅"，这个"锅"只有是热的，才能把"锅"里的食物"煮熟"，如果总吃寒凉食物，胃这个"锅"总是凉的，胃里的食物如何能"煮熟"，而食物不熟，就像人们总吃半生不熟的东西，身体能好吗？

饮食须有节制

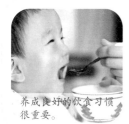

养成良好的饮食习惯很重要。

孩子的消化系统发育尚不健全，如果暴饮暴食，会增加孩子的胃肠负担，导致消化功能紊乱，易出现呕吐、积食等症状。所以一日三餐要定时定量，节制饮食，只有养成良好的饮食习惯，才能呵护好孩子娇嫩的脾胃。

合理喂养，药物辅助

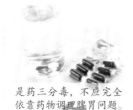

是药三分毒，不应完全依靠药物调理脾胃问题。

引起脾胃虚弱的主要原因是不合理的饮食习惯。改善脾胃虚弱，应注意整体的营养搭配，包括良好的生活习惯，药物应该是辅助，不应过多服用药物，否则容易损伤孩子脾胃。

脾胃虚弱的孩子易患病症与调养

厌食

厌食是孩子摄食行为异常的一种疾病，常表现为较长时间食欲缺乏或食欲减退，见食不贪，甚至拒食。若厌食长期得不到改善，会导致患儿营养不良，影响生长发育，并可造成患儿免疫力下降，容易引发其他疾病。

厌食的发病原因

中医认为，脾负责运化，将食物中的水谷精微输布到全身。脾主升清，食物经过胃腐熟后，清者交给脾，通过脾气升发，输送至全身各处。胃负责消化，主降浊。食物经过胃腐熟后，通过胃气通降，浊者通过胃下注大肠或膀胱，通过大小便排出。胃还主纳腐，收集腐熟食物。脾胃好的孩子就会吃饭香、消化好，身体壮实；脾胃虚弱的孩子，受纳运化失健，就会产生积食、厌食、偏食、营养吸收差等一系列问题。

➕孩子厌食还有其他原因

〉缺乏微量元素或某些激素不足

缺乏微量元素如缺锌常表现出厌食。体内激素如甲状腺激素分泌下降、肾上腺皮质激素分泌相对不足，也会表现出厌食。

〉喂养不当

家长缺乏科学喂养知识，常给孩子吃零食、喝冷饮、乱吃"营养食品"，会使孩子食欲下降。

厌食的症状

孩子厌食的症状有很多，比如食欲减退、面色萎黄等。舌象常表现为舌体胖大，舌苔白厚腻，舌苔布满舌头。

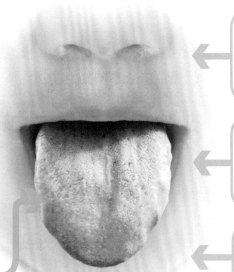

典型症状
食欲减退、抗拒进食，并伴有呕吐、腹泻、便秘、腹胀、腹痛。

身心表现
面色萎黄、形体消瘦、身体发育缓慢、精神差、身体乏力。

严重症状
代谢和内分泌紊乱、营养不良、抵抗力差。

舌象特征
舌体胖大，舌质颜色淡，边有齿痕，舌苔白厚腻，舌苔布满舌头。

改善厌食的饮食原则

如果孩子出现厌食的情况，家长一定要引起重视，及时找到原因，采取有效措施帮孩子调理。

培养孩子科学的饮食习惯是关键。首先，饮食要清淡，食材种类要丰富，尽量让孩子摄入均衡的营养，如果能定期更换不同种类的食材更好。其次，家长要培养孩子良好的饮食行为，如定时吃饭、少吃零食、不挑食、不暴饮暴食。再次，家长要为孩子安排科学的饮食结构，注意粗细粮的合理搭配、荤素的合理搭配、蔬菜水果的搭配，如动物食品含锌较多，在膳食中要保持一定的比例。最后，家长要给孩子创造良好的进餐气氛，使孩子在愉快心情下进食。当孩子不愿吃某种食物时，既不要无原则迁就，也不过分勉强，让孩子养成自主饮食的好习惯。

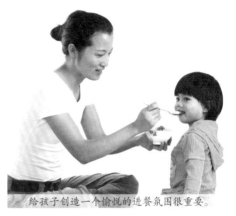

给孩子创造一个愉悦的进餐氛围很重要。

家长是孩子的好榜样

如果家长挑食或偏食，孩子也会受到影响。所以家长一定要以身作则，做到不挑食不偏食。

缺锌会引起厌食

孩子如果缺锌，会出现食欲差、身材矮小、抵抗力下降、智力发育迟缓、伤口不易愈合等情况。这时，家长需及时给孩子补充锌元素。

家长可以给孩子准备含锌的食物。含锌的食物主要是海产品，如牡蛎、紫菜、深海鱼、虾等。另外，蛋、肉、禽、全谷、豆类等也富含锌。

缺锌严重者可以在医生的指导下服用含锌的药物。一般每天摄入锌元素的量应在10~20毫克。需要注意的是，这里的摄入量指的是锌元素的量，而不是成品锌的含量。临床上用得比较多的是葡萄糖酸锌、甘草锌、硫酸锌等。

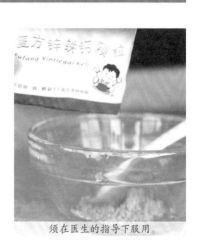

须在医生的指导下服用。

根据缺锌的轻重选择补充方式

如果孩子缺锌严重，可采用药补的方式；如果不严重，可采用食补，食补的效果不会立竿见影，贵在坚持。

孩子厌食应该吃什么

在孩子的饮食上，做到营养丰富、均衡很重要。厌食的孩子不宜吃生冷、寒凉、油腻、辛辣的食物，宜多吃温性食物。

脾胃虚弱的孩子，可多吃葡萄、荔枝、樱桃等水果，这些水果性质温和，具有驱散胃寒、健脾和胃的功效；还可多吃南瓜、山药、白萝卜、小青菜、胡萝卜、菜心等蔬菜，这些菜有健脾益胃的功效，对胃胀气、消化不良有食疗效果。

缺锌的孩子，可多吃瘦肉、猪肝、海产品、蛋黄、水果等。海产品中牡蛎的含锌量比较高；水果中苹果、猕猴桃、荔枝等含锌量比较高。

小米山药粥

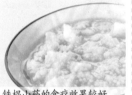

铁棍山药的食疗效果较好。

食材： 山药 45 克，小米 50 克，白糖适量。

做法： 山药洗净削皮，切小块；小米洗净。锅中加适量水，放入小米和山药，大火煮开，转小火煮至软烂，放入适量白糖调匀即可。

功效

山药可健脾益胃、促消化，适宜孩子食用。

大枣小米粥

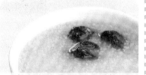

煮粥期间要不定时搅拌，防止粘锅。

食材： 大枣 3 颗，小米 30 克。

做法： 大枣洗净，去核；小米淘洗干净，放入锅内用小火炒至略黄，然后加大枣和适量水，大火烧开后转小火熬成粥即可。

功效

大枣可补气补血，适合给消化不良，并伴有厌食的脾虚孩子食用。

虾酱鸡肉豆腐

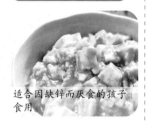

适合因缺锌而厌食的孩子食用。

食材： 鸡肉 30 克，南豆腐 80 克，虾酱、葱末、盐、香油、油各适量。

做法： 南豆腐切丁；鸡肉煮熟，切碎。油锅烧热，放虾酱、葱末爆香，然后放入豆腐丁、鸡肉碎，大火快炒，加盐调味，待豆腐炒至干松，滴入几滴香油即可。

功效

鸡肉和豆腐中蛋白质的含量较高，虾酱可补锌健脑。

按摩缓解厌食

　　孩子厌食多数是中焦脾胃积滞，或脾虚运化功能不足导致的。虚证应以补益脾胃为主，实证应以消积导滞为主。同时要注意规律饮食，忌油腻、生冷的食物，平时辅以强度适当的运动来增进食欲。

● 补脾经

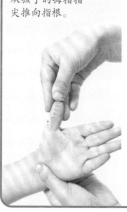

从孩子的拇指指尖推向指根。

　　脾经在拇指桡侧缘以及拇指末节指腹。使孩子微屈拇指，循拇指桡侧缘由指尖向指根方向直推3~5分钟。

● 清胃经①

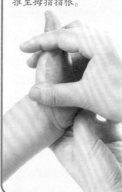

自孩子大鱼际桡侧掌根推至拇指指根。

　　用食指、中指夹住孩子拇指，中指叉于孩子虎口固定，拇指快速自孩子大鱼际桡侧掌根推至拇指根，直推3分钟。此手法可清泻胃火，调理孩子脾胃不和。

● 摩腹

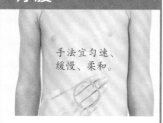

手法宜匀速、缓慢、柔和。

　　双掌重叠或单掌置于腹部，以肚脐为圆心，肚脐至剑突距离的2/3为半径作圆，摩腹5分钟。摩腹可健脾益胃、助消化。注意，虚证者顺时针方向摩腹，实证者逆时针方向摩腹。

● 捏脊

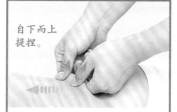

自下而上提捏。

　　两手拇指置于脊柱两侧，从下而上推进，边推边以拇指与食指、中指捏拿起脊旁皮肤，操作3~6遍，最后1次"捏三提一"，提时力度较重。捏脊可以促进气血运行，改善脾胃功能。

● 点揉足三里

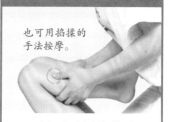

也可用掐揉的手法按摩。

　　用两手拇指指腹同时点揉双侧足三里1~3分钟。此按摩可健脾和胃，促进消化。

① 小儿胃经在拇指掌侧第一节，大鱼际桡侧赤白肉际处，从掌根至拇指部。用推法自掌根推向拇指根，此为清胃经，反之为补胃经。

积食，中医也称"积滞"，是指孩子饮食没有节制，停滞中脘，食积不化而引起的一种脾胃病。

积食的发病原因

由于年龄小，孩子还不具备自我控制的能力，常常吃个不停，而家长往往以为孩子正是长身体的时候，吃得越多越好，所以孩子想吃东西家长一般是不会拒绝的。实际上不论哪一种食物，再有营养也不能吃得太多，否则很容易损害孩子的身体健康，造成孩子积食，出现如腹胀、易饱、反酸、嗳气等症状。

此外，若孩子平时肠胃本身就虚弱，或者由于生病损伤脾胃，会导致稍有饮食增加，就会积食的情况。

孩子积食还有其他原因

〉家长护理不得当

年龄小的孩子饥饱感不是非常灵敏，尤其是 2 岁以内的孩子。若家长给孩子喂的食物过多，对于饥饱诉说不是很明确的孩子，会造成被喂食过多的情况，从而引起积食。

〉吃了不易消化的食物

有的食物比较难消化，如豆类食物，孩子吃太多会造成食物停滞于肠胃，损伤脾胃导致积食。

积食的症状

孩子积食的症状主要表现为大便臭、饭后肚子胀痛，甚至还有恶心、呕吐等症状。舌象常表现为舌中间舌苔较厚。

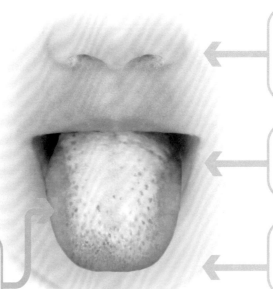

典型症状
口有异味，大便较臭，饭后肚子胀痛、腹泻。

身心表现
面部常常发红，夜晚睡觉不踏实。

严重症状
严重时会出现恶心、呕吐等症状。

舌象特征
舌中间舌苔又白又厚。

积食的护理原则

　　孩子积食一般是饮食不规律造成的。孩子年龄小，没有良好的控制能力，会一直想吃东西，所以家长应该掌控好孩子的饮食频率，并控制好食量。

　　孩子应多食清淡的蔬菜，容易消化的米粥、面汤等，不吃油炸、膨化食品，适当吃肉类食物，多喝水。饮食要定时定量，不能饥一顿饱一顿，避免打乱肠胃的生物钟，影响消化。

　　到了晚上，孩子胃肠蠕动慢，吃东西不容易消化，因此容易积食。所以晚上不要让孩子吃得太饱，如果想要喝奶，也要控制奶量，不要给孩子冲泡太多。由于胃肠等内脏从低运转到恢复正常需要一段时间，所以不要让孩子在早上或中午刚睡醒时马上进食，否则会影响消化和吸收。

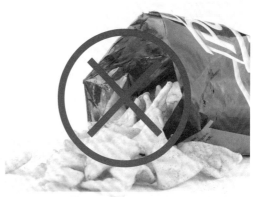

长期食用膨化食品易导致发育缓慢等不良症状。

少吃零食

　　要控制孩子的零食摄入量，经常吃零食会降低孩子的食欲，不利于肠胃的消化。

正确摩腹改善孩子积食状况

　　孩子积食，胃里就会不舒服，容易出现腹胀、腹痛、不想吃饭等症状。掌握一套摩腹法，经常给孩子揉揉肚子，能有效改善积食状况。

　　中医认为，经过腹部的经络有脾经、肝经和肾经，摩腹有调节肝、脾、肾三脏功能的作用，让身体内的"痰、水、湿、瘀"散开。

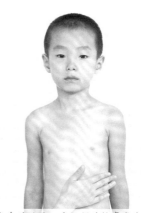

对于积食的孩子，应以顺时针摩腹为主，逆时针摩腹为辅。

摩腹的方法：把除拇指外的 4 个手指并拢，放在孩子的肚子上，然后以肚脐为中心轻轻地做盘旋状揉动。顺揉为清，逆揉为补，连续揉 10 分钟。按摩手法要轻柔。

摩腹促进肠道蠕动

　　人的结肠大部分位于腹部，具有消化和吸收功能，按摩腹部能促进肠道蠕动，具有辅助消化的作用。

孩子积食应该吃什么

面对美味佳肴时，孩子很难管住自己的小嘴巴，常把小肚子吃得鼓鼓的，这样很容易造成积食。孩子积食除了要注意调整饮食习惯外，还可以通过一些食疗方来调理。

孩子积食时，要注意饮食的调理，日常饮食要清淡，可吃一些山楂、白萝卜、麦芽等进行食疗。

◆山楂大枣汤◆

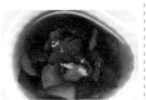

大枣本身有甜味，可少放红糖。

食材： 山楂2个，大枣3颗，姜片4片，红糖适量。

做法： 大枣、山楂分别洗净，去核，切块，放入锅中，加入适量水，放入姜片，中火煮开，再改小火煮10分钟，加入红糖，搅拌均匀即可出锅。

功效
此汤具有消食健胃、补中益气、散寒的作用。

◆白萝卜炒肉片◆

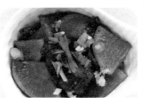

可适当多炒一会儿，易于消化。

食材： 白萝卜1根，瘦肉200克，葱末、姜末、酱油、盐、香菜、油各适量。

做法： 白萝卜、瘦肉分别洗净，切片。油锅烧热，放入瘦肉，炒至发白，再加葱末、姜末；倒入酱油，放白萝卜片，加盐，待白萝卜熟透后，撒上香菜即可。

功效
此菜中的白萝卜具有下气消食的作用。

◆麦芽山楂蛋羹◆

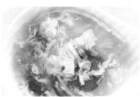

麦芽可行气消食、健脾开胃。

食材： 鸡蛋2个，山药半根，麦芽15克，山楂2个，淀粉、盐各适量。

做法： 山楂、山药分别洗净，切片，放入锅内，加入麦芽和水，煮1小时左右，去渣取汤；鸡蛋打散，淀粉用水调成糊状；将汤汁煮沸，加入鸡蛋液及淀粉糊，边倒边搅拌，加适量盐调味。

功效
此羹中有麦芽和山楂，可健脾开胃、消食导滞。

按摩缓解积食

孩子消化功能弱，摄入过多的食物容易沉积在体内引起上火，导致消化不良等症状。按摩的调理原则为健脾气、消积滞，有内热者要辅以清热手法。

• 补脾经

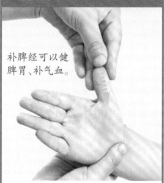

补脾经可以健脾胃、补气血。

循孩子拇指桡侧缘由指尖向指根方向直推 3~5 分钟。

• 掐运内八卦

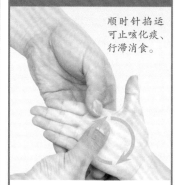

顺时针掐运可止咳化痰、行滞消食。

用拇指指端顺时针掐运内八卦 100 次。

• 清胃经

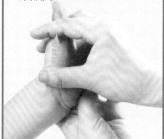

自孩子大鱼际桡侧掌根推至拇指根。

用拇指指腹自孩子掌根向拇指根方向直推胃经 100~300 次。

• 掐揉四横纹

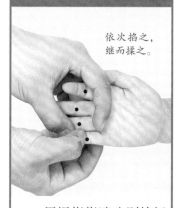

依次掐之，继而揉之。

用拇指指端分别掐揉食指、中指、无名指、小指横纹各 3~5 次。

• 摩腹

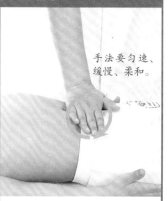

手法要匀速、缓慢、柔和。

用手掌心顺时针摩腹 3~5 分钟。

• 按揉足三里

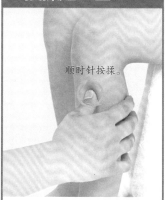

顺时针按揉。

用拇指指腹按揉两侧足三里各 100 次。

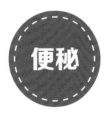
便秘

便秘是指孩子大便干燥、坚硬，秘结不通，排便时间间隔较久（常大于 2 天），或虽有便意却排不出大便。通常是排便规律改变所致，若时间超过 6 个月即为慢性便秘。

便秘的发病原因

随着生活水平的不断提高，饮食越来越精细，孩子便秘的情况也越来越常见。燥热造成的便秘与饮食关系密切。许多孩子不爱吃蔬菜，只爱吃肉，还有的孩子喜欢吃炸薯片、炸鸡等高热量食物。这些食物容易导致胃肠积热，肠热就会吸收粪便中的水分，使粪便干结，不容易排出。

有的孩子吃了不少蔬菜、水果，也不喜欢吃零食，但还是会便秘，这多半是脾虚导致的。孩子脾虚，运化功能失常，没力气推动肠道运行，就会导致粪便在体内停留，无法正常排出体外。另外，肺与大肠相表里，孩子肺虚，肺失肃降也会影响大肠传导功能，引起便秘。

孩子便秘还有其他原因

〉**饮食因素**

食物中的成分过于精细，缺少粗纤维，对肠道不能形成一定量的刺激，致使胃肠蠕动减慢。

〉**肠功能失常**

因生活不规律，不能做到按时大便，未形成排便的条件反射导致。

〉**饮水量少**

孩子不爱喝水，导致体内水分不足引起便秘。

便秘的症状

孩子便秘表现为大便干燥、排便困难、面色苍白等。舌象常表现为舌质淡，舌苔黄厚或薄白。

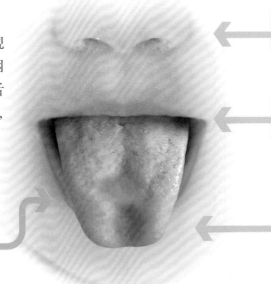

典型症状
大便干燥、排出困难。

身心表现
面色苍白、消瘦、神疲乏力。

舌象特征
舌质淡，舌苔黄厚或薄白。舌苔黄厚多属实证便秘；舌苔薄白多属虚证便秘。

严重症状
肠道的糟粕不易排出，容易使毒素蓄积，不利于孩子身体健康。

改善便秘的饮食原则

经常便秘的孩子，养成良好的饮食习惯很重要。家长可以帮助孩子均衡膳食，也可以在医生指导下辅助用药。

经常性便秘的孩子，可以多吃富含水分的水果，如西瓜、梨、葡萄、水蜜桃、甘蔗、橙子等，还可以在医生指导下尝试使用乳果糖。有些水果可以起到通便的作用，如香蕉、火龙果等。如果因孩子偏食、挑食导致所摄入的食物里缺少膳食纤维，或者是孩子摄入食物偏于精细而便秘，则要给孩子吃点富含膳食纤维的食物，如芹菜、韭菜等绿色蔬菜，玉米、红薯等粗粮杂粮，以及冬瓜、南瓜等。

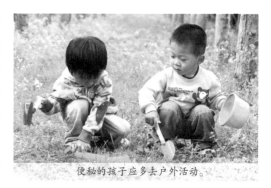
便秘的孩子应多去户外活动。

应增加孩子运动量

虽然改善孩子饮食习惯是缓解便秘的有效方法，但是平时也要多运动，以增加肠道蠕动，从而促进排便。

膳食纤维与益生菌

益生菌是指对人、动物有积极影响的活性微生物，如乳酸菌、嗜酸乳杆菌、双歧杆菌等。它可直接作为食品添加剂服用。

有功能性便秘问题的孩子，应该多吃新鲜蔬菜及水果，增加饮食中膳食纤维的摄取量；适当增加粗粮、杂粮的摄入量，以扩充粪便体积，促进肠蠕动，减少便秘的发生。必要时，可补充益生菌制剂。

补充益生菌时要多吃富含膳食纤维的食物。在给孩子补充益生菌的同时，多吃根茎类蔬菜、水果等，就相当于在肠道里创造一个适合益生菌生长的环境。

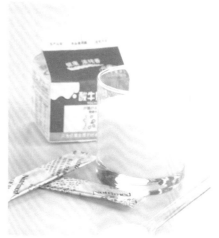
当孩子吃得过多时，可适当喝点酸奶助消化。

无不良反应时不建议过多摄入益生菌

如果不存在消化不良、腹胀、腹泻、便秘或其他破坏肠内菌群平衡的反应，不提倡让孩子摄入过多的益生菌制剂。

孩子便秘应该吃什么

孩子便秘时在饮食上应增加膳食纤维的摄入。膳食纤维能够刺激肠道蠕动，进而促进大便排出，在预防和缓解便秘方面的功效较为明显。

孩子便秘时，家长要注意观察孩子的饮食习惯，有计划地让孩子多吃富含膳食纤维的蔬菜水果，如西蓝花、胡萝卜、红薯、雪梨、香蕉等。如果孩子便秘严重，超过1周没有排便，建议找医生诊治。

孩子便秘时不宜食用蛋白质和钙含量过高的食物，如乳类、瘦肉类、鱼类、蛋黄、豆类、海带、紫菜等；不宜食用容易引起胀气和不易消化的食物，如干豆类、坚果类、土豆以及甜食等；不宜食用过于精细的食物。

红薯粥

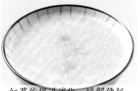

红薯能促进消化，缓解便秘。

食材： 红薯、小米各50克。

做法： 红薯洗净去皮，切小块；小米淘净。将两者放入锅中，加水适量，用大火烧沸后转小火煮至米烂成粥即可。

功效

红薯能滑肠通便、健胃益气。红薯中含有较多的膳食纤维，有助于胃肠道蠕动，促进排便。

苹果玉米汁

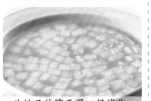

此饮品健脾开胃，促消化。

食材： 苹果1个，鲜玉米粒适量。

做法： 苹果洗净，去皮，去核，切小块，与玉米粒一同加适量水煎煮，煮至食材全熟即可。

功效

苹果富含膳食纤维，与玉米同食可缓解大便干结的症状。

香蕉酸奶昔

要选熟透的香蕉。

食材： 香蕉1根，原味酸奶2杯。

做法： 香蕉去皮，切成小块，与酸奶一起放入料理杯中，搅打成糊状即可。

功效

香蕉含有的膳食纤维可刺激大肠的蠕动，使大便通畅；酸奶可促消化，润肠通便。

按摩缓解便秘

便秘以通下为主，实证要泄热行气，虚证先通下继而益气温阳。宜在晨起空腹时进行按摩，按摩后叮嘱孩子排便，引导孩子建立良好的排便习惯。长期坚持按摩，并配合调节孩子饮食，可以起到很好的效果。

● 点揉龟尾

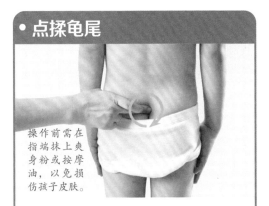

操作前需在指端抹上爽身粉或按摩油，以免损伤孩子皮肤。

龟尾位于尾椎骨末端下的凹陷中。中指屈曲，以指端从尾骨下伸入直至尾骨前方，点揉 1 分钟。

● 捏脊

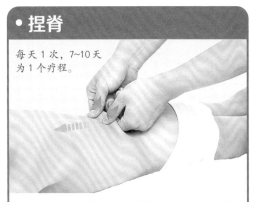

每天 1 次，7~10 天为 1 个疗程。

两手拇指置于脊柱两侧，从下向上推进，边推边以拇指与食指、中指捏拿起脊旁皮肤，操作 3~6 遍。

● 点揉足三里

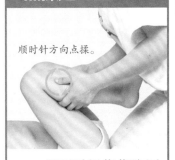

顺时针方向点揉。

用两手拇指指腹同时点揉双侧足三里 1~3 分钟。

● 补脾经

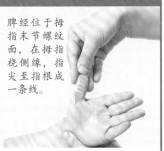

脾经位于拇指末节螺纹面，在拇指桡侧缘，指尖至指根成一条线。

循孩子拇指桡侧缘由指尖向指根方向直推 3~5 分钟。

● 抱肚法

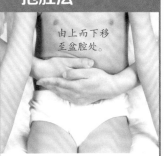

由上而下移至盆腔处。

双手从孩子腋下插入置于其胸前，双手掌重叠，手掌向上斜，掌心向后尽力挤压，同时让孩子配合挺胸、挺腹。从胸腔逐渐向下至盆腔为 1 遍，操作 5~10 遍。

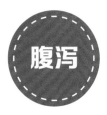

腹泻是以频繁排泄稀水样大便为特征的一种症状。腹泻是孩子常见的疾病之一，可由多种病因引起，临床上以大便次数增多、大便质地稀薄或如水样为特征。

腹泻的发病原因

如果孩子腹泻多发生在吃饭之后，时轻时重，反复发作，也没有明显诱因，这种腹泻往往是脾虚造成的。

因为孩子脾胃虚弱，运化不好，所以吃完饭就容易腹泻。食物中的营养物质不能被消化吸收，孩子的生长发育会受到很大影响，孩子易瘦弱，面色不好，身材矮小，智力发育亦会受影响。若将脾胃调理好，孩子的精神状态就会好很多。

孩子的脾胃还没有发育完全，如果常吃寒凉的食物就容易导致脾胃虚弱，也会引起腹胀、腹泻。

孩子腹泻还有其他原因

> **随意吃药损伤脾胃**

经常随意吃药，如消炎药、清火药等，会损伤脾胃，从而导致腹泻、腹痛等症状。

> **吸收不良综合征**

慢性非特异性腹泻、继发性双糖酶缺乏症、消化道感染等会导致吸收不良综合征，也会出现腹泻症状。

腹泻的症状

经常腹泻的孩子，往往面色发黄、身材瘦小、肌肉松弛、手脚冰凉、精神状态不佳。舌象常表现为舌质淡白，舌苔薄白。

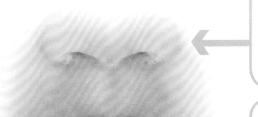

典型症状
大便时泻时止，粪质稀糊，色淡不臭，夹有不消化的食物残渣。

身心表现
身体消瘦，面色萎黄、皮肤干燥、弹性差，精神倦怠，容易手脚冰凉。

严重症状
电解质紊乱、抽筋、神志反应差，甚至昏迷。

舌象特征
舌质淡白，舌苔薄白。

改善腹泻的饮食原则

孩子容易发生腹泻，轻者治疗得当，预后良好；重者起病急骤，泻下过度，则容易导致气阴两伤。

腹泻期间，不可轻易禁食，合理的营养有利于身体恢复。腹泻停止后要继续给予营养丰富的饮食，必要时每天加餐1次，持续2周。营养不良患儿的慢性腹泻恢复期需时更长，直至营养不良缓解为止。如果腹泻明显加重，又引起严重脱水或腹胀的话，则应立即减少或暂停饮食。对于病情严重不能进食的孩子，需要在专业医师或临床营养医师综合评估后，考虑是否需要使用肠内营养制剂或进行肠外营养补充。

对于个别呕吐严重、不能进食或腹胀明显的患儿，需在医生指导下暂时禁食（不禁水）4~6小时，禁食期间应在医生指导下使用口服补液盐。

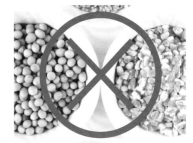

腹泻期间不宜吃小麦、玉米、燕麦、荞麦等粗纤维谷物。

不宜食用粗纤维食物

腹泻次数过多时，暂时不要给孩子吃含粗纤维的蔬菜、粗粮等，以免刺激胃肠蠕动，加重腹泻。

随时留意孩子有无脱水症状

孩子急性腹泻时，家长应注意孩子是否脱水，以及是否有电解质紊乱等情况。

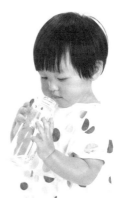

让孩子少量多次的饮水。

家长可观察孩子在啼哭时有没有泪水，口唇是否已经干裂；也可观察孩子的皮肤弹性是否变差了，同时观察尿量是不是变少了。如果出现以上类似症状或者孩子神志不清时，请立即带孩子到医院诊治。

轻度脱水的孩子失水量约为体重的5%，孩子表现为精神稍差、皮肤稍干、烦躁不安等；中度脱水的失水量占体重的5%~10%，孩子表现为皮肤干燥、烦躁、精神萎靡、眼窝凹陷等；重度脱水的失水量占体重的10%以上，孩子呈昏睡状态、尿很少或无尿、皮肤发凉。

及时补充水分和电解质

孩子出现轻微脱水症状时，失去的不仅是水，还有一些电解质，如钠、钾、氯、钙、镁等。家长应根据孩子的脱水程度，及时给孩子补充水分和电解质。

孩子腹泻应该吃什么

　　腹泻是孩子较常见的多发性疾病。对于非感染性腹泻，要以饮食调养为主；对于感染性腹泻，则要在药物治疗的基础上进行辅助食疗，日常膳食应以软、烂、温、淡为原则。

　　孩子腹泻时要给予清淡的食物，从流食到半固态，逐渐恢复正常饮食。以粥和面食为主，尽量少吃富含膳食纤维的蔬果。可多吃含有果胶的蔬果，如苹果、橘子、胡萝卜、南瓜等，这些食物有收涩作用。此外，莲藕也有止泻的作用。

　　孩子腹泻期间，不能食用生冷食物，如冰激凌、凉菜等；不能吃刺激性食物，如辣椒、蒜等；不能吃过于油腻的食物，如肥肉、油炸食物等；香蕉、火龙果等润肠通便的食物也不要给孩子吃；若腹泻严重，要停止给孩子吃鸡蛋、牛肉等高蛋白食物。

·扁豆薏苡仁山药汤·

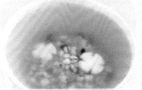

薏苡仁提前浸泡更易煮烂。

食材： 扁豆 50 克，山药 60 克，薏苡仁 30 克。

做法： 扁豆、薏苡仁洗净；山药去皮，洗净切花刀。将扁豆、薏苡仁、山药块一起放入锅中，加适量水同煮成汤食用。

功效

扁豆补脾利湿，山药和薏苡仁都有调理脾胃的功效，适用于脾胃虚弱引起的腹泻。

·荔枝大枣粥·

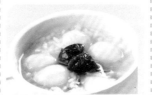

荔枝容易上火，不宜吃太多。

食材： 荔枝肉 5 颗，大枣 3 颗，大米 50 克。

做法： 将大枣洗净去核，与荔枝肉、淘净的大米一起放入锅内，加适量水煮成粥即可。

功效

荔枝大枣粥能补气暖胃、健脾止泻，适用于脾虚泄泻的孩子。

·山药藕粉糊·

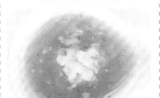

也可将山药晒干，打成粉加入。

食材： 山药半根，藕粉 25 克，牛奶 10 毫升。

做法： 山药去皮，洗净，切成小块，上蒸锅大火蒸至筷子能轻松插入，加入牛奶后用小勺压成泥。藕粉加入适量温开水搅匀，再倒入开水冲成糊，最后加入山药泥搅匀即可。

功效

山药和莲藕都有调理肠胃的作用，能清热止泻。

按摩缓解腹泻

　　孩子腹泻如果症状较轻，可以用按摩来缓解，重症腹泻也可将按摩作为辅助治疗手段，方法简便，效果较好，孩子容易接受。不会推拿的家长可直接给孩子按揉腹部，期间还可以适当热敷一下，对于缓解腹泻有一定的效果。

● 补脾经

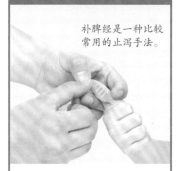

补脾经是一种比较常用的止泻手法。

　　循孩子拇指桡侧缘由指尖向指根方向直推 3~5 分钟。

● 按脾俞

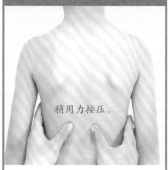

稍用力按压。

　　用两手拇指指端分别按压脾俞 50 次。

● 按揉足三里

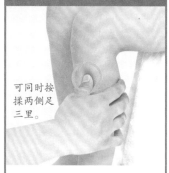

可同时按揉两侧足三里

　　用拇指指腹按揉两侧足三里各 30 次。

● 捏脊

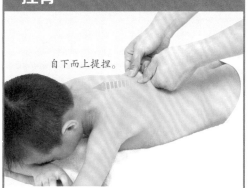

自下而上提捏。

　　用拇指顶住皮肤，食指、中指前按，三指同时用力提拿肌肤，双手交替捻动，自下而上，向前推行。每捏 3 次，向上提拿 1 次，共操作 3~5 遍。

● 按揉百会

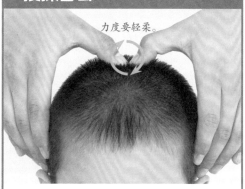

力度要轻柔。

　　用两手拇指指腹同时或交替按揉百会 100~300 次，也可以用点按、掌揉、指梳的方法按摩。

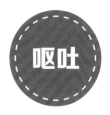

呕吐

孩子呕吐是食管、胃或肠道呈逆蠕动，并伴有腹肌强力痉挛和收缩，迫使食管、胃和肠道内容物从口和鼻涌出造成的。孩子单纯性呕吐是把过多食物吐出来，也是机体的一种保护功能，而病态的呕吐一定要找准病因。

呕吐的发病原因

当脾胃虚寒时，患儿多会有胃口不佳、恶心呕吐的症状，尤其是在吃了寒凉的食物之后，恶心呕吐的症状会加重。

中医认为，凡外感邪气、内伤乳食、大惊卒恐等都会影响胃的正常功能，导致胃失和降、胃气上逆，引起呕吐；小儿脏腑娇嫩，脾胃薄弱，易患疾病，导致脾胃更加虚弱，若脾阳不足，不能消化吸收食物，以致寒浊上逆，导致呕吐。

孩子呕吐 还有其他原因

〉 **疾病引起**

一些疾病，如急性胃肠炎、呼吸道感染等会导致孩子呕吐。

〉 **外伤引起**

孩子受外伤，比如摔倒撞到头部，引起颅内压增高，也会引起孩子呕吐。

呕吐的症状

孩子除了有呕吐的症状外，还会伴有面色苍白或情绪不好等。舌象常表现为舌质淡，苔薄白。

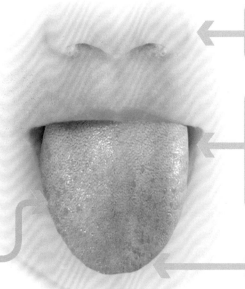

典型症状
呕吐前常伴有恶心，吐出较多胃内容物。

身心表现
面色苍白，多属寒吐；面赤唇红，多属热吐；情绪烦躁不安，多属热吐或伤食。

舌象特征
舌质淡，苔薄白。

严重症状
脱水、酸中毒。

孩子呕吐的护理原则

孩子出现轻度呕吐症状时，大多不需要去医院，家长应该在生活作息和饮食上对孩子做好护理。

维持呼吸道畅通。在孩子吐得厉害时，呕吐物可能会从孩子的鼻腔中喷出，应注意及时清洁鼻腔，保持呼吸通畅。发生呕吐时，应该让孩子的身体向前倾或者侧卧，让呕吐物流出，避免造成窒息或者引起吸入性肺炎。

及时清洁口腔。用温水给孩子漱口，保持口腔清洁。

短暂禁食后给予清淡食物。在短时间内不要进食，等孩子身体舒服一些后再给予流质、易消化、清淡的食物。

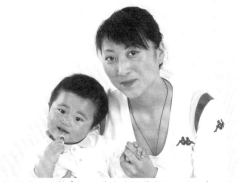

给孩子口服低渗口服补液盐可补充水、钠和钾，能快速缓解脱水现象。

注意脱水现象

如果孩子有脱水现象，可以给孩子补充儿童专用低渗口服补液盐。

通过呕吐物辨别孩子病症

孩子呕吐时，家长要观察呕吐物的颜色和性状，记录下来，以便就诊时向医生反映情况。

从呕吐物的颜色和性状来看，清淡、灰白色呕吐物多来自食管；稍带黏性的水性分泌物和咽下的奶水，多见于贲门痉挛；黄绿色呕吐物多来源于胆汁，常提示十二指肠壶腹以下肠腔有梗阻；粪便性呕吐物是由于食物在小肠内停滞时间较长，经细菌和消化液的作用而产生臭味，常提示低位肠梗阻；血性呕吐物，如果是鲜血就是上消化道的动脉出血，如果是紫褐色的血则是静脉出血，如果是咖啡色呕吐物则说明胃内有陈旧性出血。

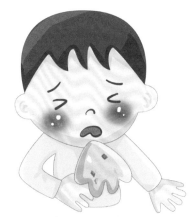

注意观察呕吐物的颜色、性状等。

症状严重时应及时就医

剧烈呕吐，呈喷射状，多提示有颅内病变，还常伴有神志的变化。呕吐伴阵发性腹痛、腹胀、大便不通的症状，要提防肠道梗阻。

孩子呕吐应该吃什么

当孩子呕吐时，应暂时先禁食 4~6 小时，期间停止饮用牛奶、水等。当症状改善后，家长可以选择用食疗的方法来为孩子调理，既安全又有效。

孩子的消化系统发育还不是很完善，所以平时可以吃一些清淡、容易消化的食物。孩子在呕吐期间，更不能吃油腻食物，可以喝点姜汤来止吐，或者喂些淡盐水，以防出现脱水。

呕吐期间要禁食辛辣刺激以及肥甘厚腻的食物。另外，牛奶、鸡蛋等不易消化的高蛋白食物也要少吃。

·柠檬生姜饮·

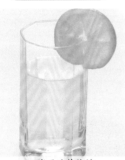

可以煮开后作热饮。

食材： 柠檬 2 片，生姜、白糖各适量。

做法： 柠檬、生姜洗净切块，加凉白开或纯净水榨汁，调入白糖即可。

功效

生姜能够增强消化能力，降逆止呕，适用于呕吐的孩子。

·山楂白糖饮·

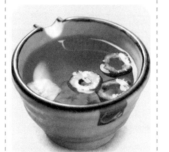

在呕吐后饮用可降逆止呕。

食材： 炒山楂 15 克，白糖 10 克。

做法： 将炒山楂洗净去核，切片，加少量水煎汁后，倒入白糖搅拌均匀。每天饮用 2 次。

功效

炒山楂有健胃消食、增进食欲的功效，适用于因食滞伤胃而呕吐的孩子。

·萝卜子饮·

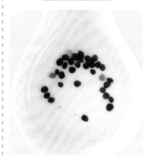

此饮可温中健脾、行气消胀。

食材： 萝卜子 30 克。

做法： 萝卜子处理干净，加水煎煮。空腹服用。

功效

此饮能消食导滞、和胃止呕，适合伤食所致呕吐的孩子。

按摩缓解呕吐

孩子呕吐多为胃气上逆，功能失常所致。在止吐前先运用催吐法，直接排邪，邪气排完了，吐才能止。按摩时手法轻重兼施，按摩 30 分钟后可少量喂奶，或进食少许米汤、粥等易消化食物。

• 清胃经

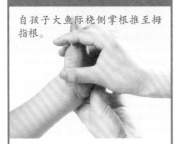

自孩子大鱼际桡侧掌根推至拇指根。

用食指、中指夹住孩子拇指，中指叉于孩子虎口固定，拇指快速从腕横纹向拇指根方向推3分钟。

• 分推腹阴阳

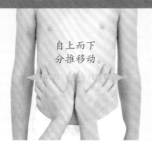

自上而下分推移动。

两手拇指从剑突起，分别推向两侧，边推边自上而下移动，直到平脐为止，操作 20 次左右。

• 腕横纹推向板门

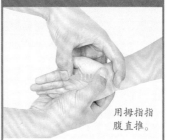

用拇指指腹直推。

板门位于手掌大鱼际平面的中央。用拇指指腹快速从腕横纹中点推向板门 1 分钟。

• 逆运内八卦

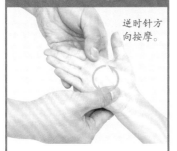

逆时针方向按摩。

用拇指指腹逆时针快速运内八卦 2 分钟左右。

• 抱肚法

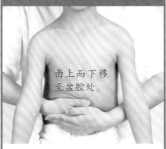

由上而下移至盆腔处。

双手从孩子腋下插入置于胸前，双手掌重叠，手掌向上斜，掌心向后尽力挤压，同时让孩子配合挺胸、挺腹。从胸腔逐渐向下至盆腔为 1 遍，操作 5~10 遍。

• 揉中脘

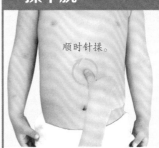

顺时针揉。

中脘位于脐上 4 寸，剑突下至脐连线的中点。用拇指或中指指腹顺时针揉 1 分钟。

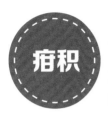

疳积是疳证和积滞的总称，简单理解就是积食很严重了会变成疳积。疳积的孩子身体长期得不到充足的养分，这已经影响了正常的生长发育，最终会导致慢性营养缺乏症，多由喂养不当或摄入营养不足导致。

疳积的发病原因

疳积与断乳过早、饮食不节、久病体弱或病后失调、虫积等导致脾胃虚弱，水谷精微无以运化吸收有关。现代医学认为，此病多由消化不良、营养缺乏、肠道寄生虫或慢性消耗性疾病引起。

脾胃是后天之本、气血生化之源。人吃进身体里的食物都需要经过脾胃的腐熟运化才能转化成身体所需要的气血，以濡养各脏腑器官。孩子如果脾胃虚弱，则腐熟运化无力，身体就不能得到足够的营养和动力，时间长了就会造成营养不良，这就是脾胃虚弱型疳积。

孩子疳积还有其他原因

》饮食不洁与虫疾

因饮食不洁，感染虫疾而耗夺乳食精微，气血受阻，不能濡养脏腑筋肉，日久成疳。

》喂养不当

因长期喂养不当，食物不能充分吸收利用，以致不能维持正常代谢，致使生长发育停滞。

疳积的症状

疳积的孩子面色萎黄、形体消瘦、头发稀疏、厌食、腹部胀大、大便里有不消化的食物、小便像米汤等。舌象常表现为舌质淡，舌苔白而厚腻。

典型症状
饮食异常、多数食少、腹部胀痛。

身心表现
面色不华、精神不振、枯瘦羸弱、体重低于正常值。

严重症状
长期的营养不良导致发育缓慢等症状。

舌象特征
舌质淡，舌苔白而厚腻。

改善疳积的饮食原则

　　孩子疳积，常常是不良的饮食习惯造成脾胃损伤引起。所以，疳积期间孩子的饮食调理是非常重要的。

　　家长如果发现孩子有疳积的问题，首先要帮助孩子养成良好的饮食习惯，如定质、定量、定时用餐等。其次还要给孩子加强营养，如适当多吃鱼、猪瘦肉、鸡肉、鸡蛋等高蛋白食物。

　　疳积的孩子宜食健脾助消化的食物，如山楂、麦芽(烘干研粉加糖)、鸡内金、萝卜子等。比较适合疳积孩子食用的益气养胃食物有猪肉、牛肉、鸡、鸭、鹌鹑、猪肝、鸡蛋、山药、大枣等，皆宜炖汤或煮粥食用。为了补充维生素、微量元素，宜吃新鲜蔬菜、水果。另外，家长还可以给患有疳积的孩子多吃一些含锌食物，如牡蛎、鱼、虾等。

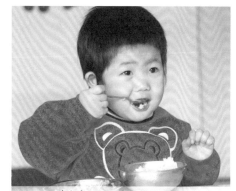
养成良好的饮食习惯很重要。

饮食要适量

　　很多家长怕孩子吃不饱、营养不够，所以每顿都会像"填鸭"一样喂养尚不能自控饮食的孩子，这反而会加重孩子脾胃的负担，损伤脾胃，导致孩子消化不良，久则成疳积。

发病期可选择中药调理

　　中药调理应结合患儿具体情况，灵活掌握，从脾胃着手，临床应以健脾和胃、补益气血、生津养液、导滞消积等为原则。

　　孩子在出现疳积的症状之后，身体会产生较为明显的不适，且会给患儿带来较多的痛苦，家长应及时采取治疗措施。发病期间可以采用药物进行治疗。一般情况下，疳积治疗应当注重消乳消食，中药可选用砂仁、生麦芽、陈皮、神曲、莱菔子、白术、茯苓等药物，中成药可以选用化食丸或消乳丸等。

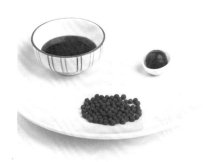
中药调理应以消积食和健脾胃为主。

家长要有耐心

　　疳积为慢性疾病，无论选择何种方法进行调理，均不可操之过急，否则事倍功半。

孩子疳积应该吃什么

疳积主要是乳食不节、喂养不当、营养失调，或其他疾病导致体质消耗过度而引起的。饮食应以调理脾胃为主。

疳积的孩子，日常饮食要注意营养均衡，荤素搭配，多吃富含维生素 A、维生素 D 和钙的食物。除了食物来源外，多晒太阳也能补充维生素 D。

大枣板栗粥

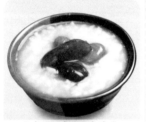

大枣能提高人体免疫力。

食材： 板栗、大枣各 8 颗，大米 100 克。

做法： 板栗煮熟去皮；大枣洗净去核，对半切开；大米洗净。将所有食材放入锅中，加适量水，大火煮沸后，转小火熬煮成粥即可。

功效

此粥能健脾胃、补气血、健脑益智，适合营养不良、贫血的孩子食用。

山楂粥

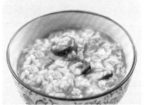

尽量用颜色较红亮，果肉质地紧实的山楂。

食材： 山楂 4~5 颗，大米 100 克。

做法： 山楂洗净，去核，切成片；大米淘洗干净。锅中加适量水，放入山楂和大米，大火煮沸后转小火煮至大米熟烂即可。

功效

此粥能养脾胃、促消化、刺激食欲。

火龙果芒果西米露

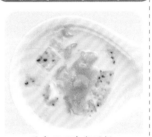

西米不可冷水下锅。

食材： 火龙果、芒果各 1 个，西米 150 克，牛奶、蜂蜜各适量。

做法： 火龙果、芒果洗净，去皮，切丁。将芒果肉放进料理机，倒入牛奶，加蜂蜜，打成牛奶芒果汁。用开水煮熟西米，捞出过冷水。将西米和火龙果粒放入牛奶芒果汁中即可。

功效

此甜品不仅营养丰富，而且可以开胃消食，孩子比较喜欢。

按摩缓解疳积

可采用按摩的方法调理疳积，每天按摩 1~2 次，10 天为 1 个疗程。轻症要 2~3 个疗程，重症要 4~5 个疗程，病好后还要巩固几个疗程。

● 补脾经

补脾经能和胃消食、增进食欲。

循孩子拇指桡侧缘由指尖向指根方向直推 3~5 分钟。

● 摩腹

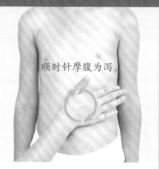

顺时针摩腹为泻。

以一手掌心顺时针摩腹 10~15 分钟。

● 按揉足三里

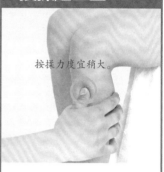

按揉力度宜稍大。

用拇指指腹按揉两侧足三里各 50 次左右。

● 捏脊

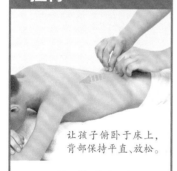

让孩子俯卧于床上，背部保持平直、放松。

用拇指桡侧缘顶住皮肤，食指、中指前按，三指同时用力提拿肌肤，双手交替捻动，每捏 3 次，向上提拿 1 次，操作 5~10 遍。

● 揉脐

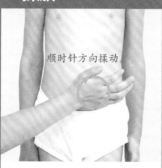

顺时针方向揉动。

以手掌根部摩揉肚脐 100~200 次。按摩前可在掌心涂抹一些按摩油，方便操作。

● 总收法

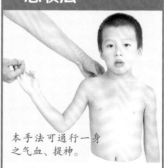

本手法可通行一身之气血、提神。

用左手拇指或食指、中指按揉小儿肩井穴，右手拿住其同侧手指，屈伸肘腕并摇动其上肢 20 次左右。

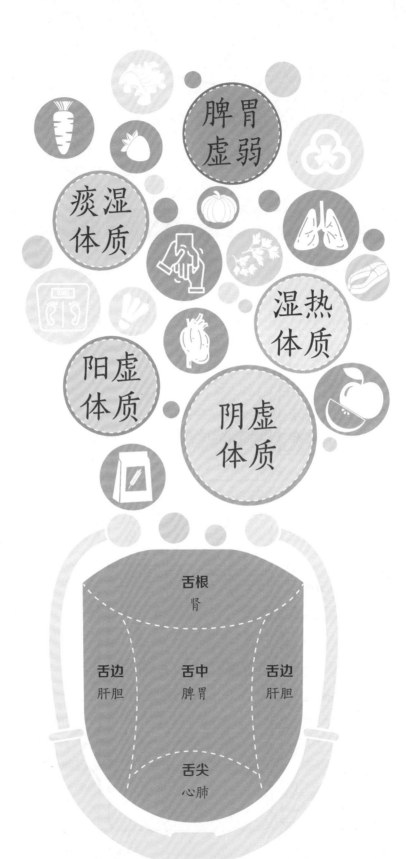

脾胃虚弱

痰湿体质

湿热体质

阳虚体质

阴虚体质

舌根
肾

舌边
肝胆

舌中
脾胃

舌边
肝胆

舌尖
心肺

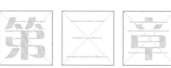

第三章

阴虚体质的孩子，舌红苔少

阴虚体质的孩子体内有热，热盛会令阴液受损，尤其在饮食不当时，情况会加重。如果不注意调理，对孩子的身体会造成一定的影响。

本章重点分析了孩子阴虚体质的原因与舌象特征，以及阴虚体质容易引起的儿童常见疾病，并从饮食、中药、按摩、护理等方面给出科学的调理建议。

孩子为什么是阴虚体质

阴虚体质是孩子体内津液、血液等阴液亏少，导致人体阴液不足，滋润、制约阳热的功能减退，致使阴不制阳，而出现燥、热等表现。

阴液是指人体内的体液，包括血液、唾液、泪液、油脂分泌及内分泌液等。阴虚就是体内的阴液不足，使机体失去相应的濡润滋养。所以，阴虚体质的人会表现出阴虚内热、阴虚阳亢、干燥不润的征象，进而出现消瘦、面色偏红、经常口渴等一系列症状，这些都是体内阴液不足出现的燥象。

孩子阴虚体质的形成原因有先天因素与后天因素。先天因素是父母的遗传，

后天因素包括燥邪外侵、过食温燥之品、作息时间不规律等。

后天的阴虚一般可通过调理得到改善。而先天遗传的阴虚体质，调理起来会相对难一点儿，并且这种遗传得来的阴虚体质要坚持长期调理。

阴虚有不同的类型，要根据病因病机辨证施治。盗汗、手足心热、腰膝酸软、失眠多梦，或有两颊发红、头晕目眩等虚火上炎之症，多是肾阴虚；两目

舌象特征

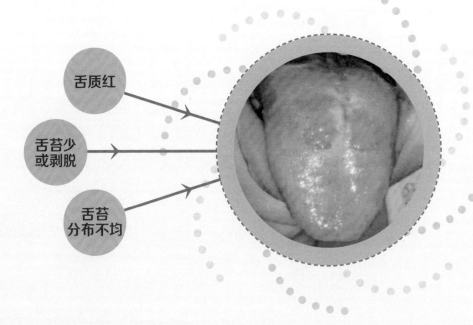

舌质红

舌苔少
或剥脱

舌苔
分布不均

干涩、口苦咽干、急躁易怒、手足轻微抽动，多是肝阴虚；干呕呃逆、口干咽燥、大便干结，多是脾胃阴虚；形体消瘦、全身低热、五心烦热、盗汗，多是肺阴虚。

阴虚体质的孩子常见症状表现为：体形瘦长、手脚心发热、面颊潮红、眼干、口干、皮肤干燥、大便干结、性情急躁、易发脾气、入睡难、睡觉易惊醒、夜间啼哭、怕热、睡着时喜欢踢被子。

阴虚体质的孩子舌象特征表现为：舌质红，舌苔少或容易剥落。

阴虚体质的孩子为何舌红少苔

阴虚则阳盛，阳盛则内热

因血得热则行，热盛则气血沸涌，舌体脉络充盈，因此舌呈红色。

热久损伤津液

热久则津液损伤，营养被耗，机体组织失去营养，舌苔随之脱落或减少。

其他身心特征

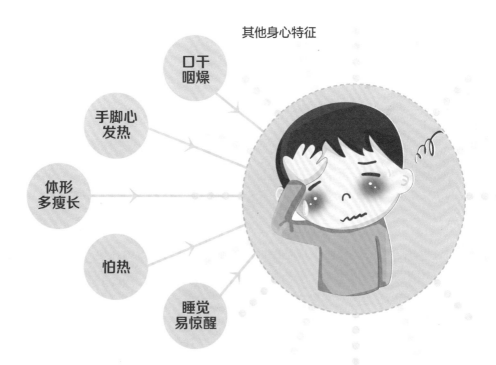

口干咽燥

手脚心发热

体形多瘦长

怕热

睡觉易惊醒

阴虚体质的孩子
会出现哪些舌象

　　舌质红是阴虚体质的典型舌象表现。因为孩子脾胃常虚，所以除了特殊类型外，常见的舌象多属脾胃阴虚。另外，观察舌象的同时，也要多观察孩子的其他症状，如是否有盗汗、身体发热、嘴唇发红等症状，综合判断。

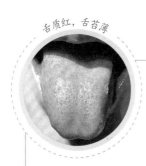

舌质红，舌苔薄

阴虚内热型

舌象特征： 舌质偏红，舌苔薄或无苔。

舌象诊断： 舌红少苔为阴虚阳亢之象，说明孩子体内干燥有热。

对症调理： 阴虚体质的孩子体内有热，调理应以滋阴、清热为主。可多食百合、鸭肉、银耳、绿豆、冬瓜、荸荠等甘凉滋润之品；少食羊肉、辣椒等温燥之品；忌食煎炸食品。

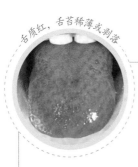

舌质红，舌苔稀薄或剥落

阴虚热盛型

舌象特征： 舌质偏红，舌苔稀薄或剥落，舌有红点。

舌象诊断： 舌红少苔或剥落，说明阴虚内热；舌有红点说明内热较严重，血液流动速度快而使舌乳头膨胀。

对症调理： 凉性水果滋阴清热。很多孩子爱吃水果，但要注意分清水果是热性还是凉性的。梨和西瓜都是凉性的，尤其是夏天，可以让孩子多吃一些，能让体内的热慢慢凉下来，有滋阴的作用。对于内热较重的孩子，选用一些滋阴清热的中药调理，效果会更好。

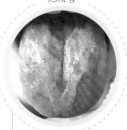

地图舌

脾胃阴虚型

舌象特征：舌苔厚，且有不均匀的剥落，属于地图舌。

舌象诊断：地图舌说明阴虚内热，脾胃阴液亏虚。

对症调理：有地图舌的孩子，家长可以通过调整饮食结构和适当服用药物进行调理。首先饮食上不要给孩子吃辛辣刺激性的食物，可以给孩子煮一些健脾益气的粥来喝，如山药枸杞粥、白扁豆粥、太子参粥等；也可以适当多吃富含维生素和锌的食物，如西蓝花、胡萝卜、菠菜等。药物方面可以找专业的中医大夫开一些益气养阴的药物进行调理，要遵医嘱服药。

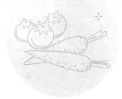
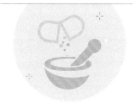
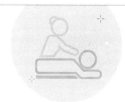

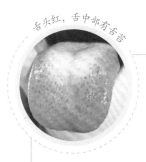

舌头红，舌中部有舌苔

脾胃阴虚兼积食型

舌象特征：舌质红，舌中部有舌苔。

舌象诊断：舌质红说明孩子阴虚内热，津液不足；舌中部有舌苔说明脾胃阴虚有积食。

对症调理：在饮食上可以给孩子多吃一些健脾、养阴的食物，如山药、大枣、百合、银耳、麦冬等熬粥或泡茶喝。积食严重者，可以在医生指导下服用健胃消食口服液等，缓解积食症状。日常生活中，注意饮食要清淡，多喝温水，不要吃生冷、油腻、辛辣刺激性食物，少吃零食，不暴饮暴食，规律饮食。

孩子是阴虚体质，应该怎样调理

人体内的体液不足，机体就会失去相应的濡润滋养。阴虚体质者会出现阴虚内热等干燥不润的表现。

饮食调理

阴虚体质的孩子，饮食应以滋养阴液、清虚热为主，适宜食用生津养阴以及富含膳食纤维和维生素的食物；忌食辛辣刺激以及脂肪、糖类含量过高的食物。

银耳猕猴桃羹

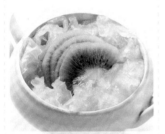

猕猴桃有生津清热的功效。

猕猴桃 1 个，水发银耳 50 克，冰糖适量。猕猴桃洗净，去皮切片；水发银耳去蒂，洗净撕片，放于锅内，加适量水，煮至银耳熟。锅内加入猕猴桃片、冰糖，煮沸出锅即成。

功效

银耳和猕猴桃都有滋阴润肺、清热止咳的效果，适合阴虚火旺的孩子食用。

菠萝梨汁

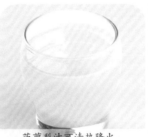

菠萝梨汁可清热降火。

菠萝 1 个，梨 2 个，蜂蜜适量。菠萝去皮，切块，用盐水浸泡；梨洗净，去皮去核，切块。将菠萝块、梨块倒入榨汁机中，加纯净水榨汁，最后加入蜂蜜调味即成。

功效

此饮养阴生津、清心润肺效果较好，但胃酸过多的孩子应少食。

绿豆海带排骨汤

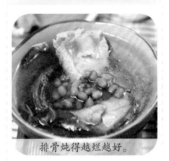

排骨炖得越烂越好。

猪排骨 300 克，海带、绿豆各 100 克。海带、绿豆泡发；排骨切块，焯水后捞出，加入姜片、适量水，大火煮开后小火炖至半熟；将海带、绿豆放入汤中，小火炖至海带软烂、绿豆"开花"，用适量盐调味即成。

功效

猪排骨具有滋阴润燥的功效，绿豆清热效果较好，适宜阴虚体质的孩子食用。

中药调理

阴虚体质的孩子要用养阴润燥的药物进行调理。可以补阴的中药有沙参、麦冬、石斛、生地黄、枸杞子等。日常生活中可以用这些中药制成药茶或药饮来食用，以改善阴虚症状。

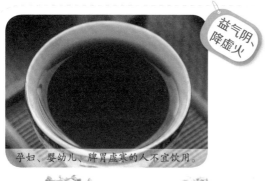

益气阴、降虚火

孕妇、婴幼儿、脾胃虚寒的人不宜饮用。

冬斛饮

石斛、麦冬各 8~10 克，菊花 3 克，枸杞子 5 克。将所有材料一同放入砂锅中，加入适量水，大火烧开，转小火煮 40 分钟，温服。

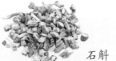

石斛

菊花

枸杞子

- 性微寒，味甘，归胃经、肾经。
- 能益胃生津、滋阴清热。
- 3 岁以下孩子不可食用。

- 性微寒，味甘、苦，归肺经、肝经。
- 能散风清热、平肝明目。
- 气虚胃寒、食少泄泻者慎服。

- 性平，味甘，归肝经、肾经。
- 能滋补肝肾、益精明目。
- 绿茶和枸杞子不可同泡茶饮。

生地黄

- 性寒，味甘、苦，归肝经、心经、肾经。
- 适用于阴虚体质者。
- 脾虚湿滞、腹满便溏者不宜服用。

麦冬

- 性微寒，味甘，归心经、肺经、胃经。
- 能养阴生津、润肺清心。
- 脾胃虚寒者不宜服用。

清养肺胃

三味滋阴汤

生地黄、沙参、麦冬各 6 克（6 岁孩子的用量）。将以上材料和适量水一起放入锅中，开锅后小火煮 30 分钟，温服。

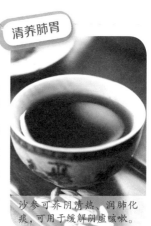

沙参可养阴清热、润肺化痰，可用于缓解阴虚咳嗽。

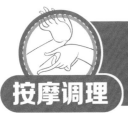

按摩调理

孩子阴虚多表现为干燥、内热之象，不过实际体温并不高。阴虚体质的孩子可通过按摩进行调理，以提升身体化生津液的能力。

按揉三阴交

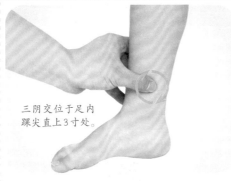

三阴交位于足内踝尖直上3寸处。

用拇指或食指指腹按揉两侧三阴交各100~200次，能够活血通络、清利湿热、健脾助运。

按揉足三里

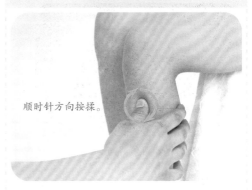

顺时针方向按揉。

用拇指指腹按揉两侧足三里各100~200次，能够健脾和胃、调中理气。

清天河水

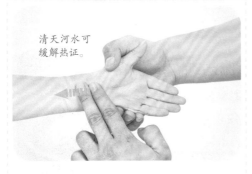

清天河水可缓解热证。

用食指、中指指腹自腕横纹向肘横纹推100~300次。

推脾经

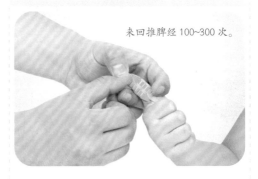

来回推脾经100~300次。

由指尖向指根方向直推脾经100~300次为补脾经；反之为清脾经。补脾经和清脾经，合称推脾经。

日常护理

日常护理也是非常关键的，阴虚体质的孩子要避免用眼过度、熬夜、过食辛辣温燥食物等。只有多方面进行调理，才能保证好的效果。

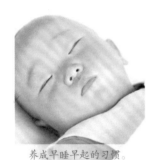

养成早睡早起的习惯。

避免熬夜

日属于阳，夜属于阴。经常熬夜的孩子不能养阴，白天时，阴气不能够提供足够的津液来供阳气活动，相对过剩的阳气就会蒸腾人体的津液，导致体内津液消耗，从而损伤阴气，阴阳开始失衡，导致阴虚。因此，家长要让孩子养成良好的睡眠习惯，每天晚上尽量在21:00~21:30上床睡觉，以保证充足的睡眠。

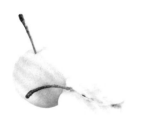

梨含果酸较多，胃酸多者不可多食。

常吃水果补充津液

有些水果有生津润燥和清热的作用，家长可以让孩子适当吃一些梨和桑葚。梨可以缓解温热燥病，如果不喜欢吃梨的话，可把梨榨成汁给孩子喝；桑葚则有滋阴补血的功效，平时吃一些桑葚能消除孩子口渴的症状。

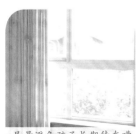

尽量避免孩子长期待在嘈杂的环境中。

安静的居住环境

阴虚体质的孩子居住环境宜安静，应尽量减少噪音。因为长期处在噪音环境中，人容易产生烦躁易怒的情绪，或引起神经衰弱，很容易使阴虚的孩子病情加重。所以家里的玻璃、壁纸、家具等可以选择一些隔音或吸音的材料，以减弱噪声。

阴虚体质的孩子易患病症与调养

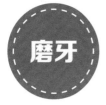

磨牙

磨牙也称"啮齿"，是由于心肝火旺导致控制下牙床运动的颊车失灵。孩子在睡眠时上下牙不自主咬合、摩动，咯吱作响，醒后自然停止，多发于 6~13 岁的孩子。

磨牙的发病原因

除了阴虚火旺会导致磨牙外，还有很多原因会导致磨牙。

当孩子的肠道有蛔虫时，蛔虫分泌的毒素会导致孩子神经兴奋，从而引起磨牙。毒素还可能导致孩子肠道蠕动加快，从而引起消化不良、肚脐周围疼痛以及睡眠不宁等。

如果孩子晚餐吃得太晚、太多或临睡前加餐，睡觉时胃肠道就无法休息，不得不继续工作以确保能将胃里的食物消化掉。这样可能会刺激大脑的相应部位，通过神经引起咀嚼肌持续收缩，使孩子不自觉地磨牙。

孩子磨牙还有其他原因

〉 **营养不均衡**

营养不均衡会导致孩子缺乏钙、磷等微量元素和各种维生素，引起自主神经紊乱，在睡眠时面部咀嚼肌不由自主地收缩，引起夜间磨牙。

〉 **精神过度紧张**

如果孩子睡前看了情节紧张的动画片，在入睡后大脑仍会处于兴奋状态，带动一部分神经系统也得不到休息，继而引起磨牙。

磨牙的症状

磨牙表现为睡觉时上下牙不自觉咬合、摩动，咯吱作响，醒后自然停止。舌象常表现为舌质红，舌苔薄。

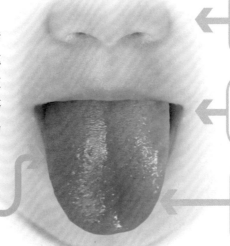

典型症状
睡觉时不自觉地磨牙，醒来症状消失。

身心表现
磨牙的孩子睡醒后感觉牙齿疲劳、面部紧张。

严重症状
磨牙严重者会使牙齿变得松动，面部肌肉轻微变形。

舌象特征
舌质红，舌苔薄。

磨牙会对孩子产生不利影响

　　很多家长对孩子夜间磨牙不重视，觉得磨牙只是小问题，这种想法是错误的，孩子出现磨牙应及时治疗。

　　经常磨牙，会使牙齿过早磨损，还会影响面容。如果孩子牙齿磨损严重，牙高度下降，面部肌肉过度疲劳，可能发生颞下颌关节紊乱综合征。在说话或吃饭时，孩子的下颌关节和局部肌肉发生酸痛，甚至张口困难。

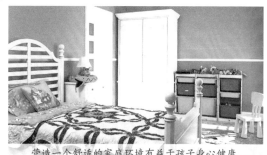

营造一个舒适的家庭环境有益于孩子身心健康。

　　有些孩子因为磨牙时间较长，即便经过治疗，引起磨牙的病因已经消除，但由于大脑已形成牢固的条件反射，因此夜间磨牙动作不会立即消失，磨牙的危害还会持续较长一段时间。

舒适的环境有利于减轻磨牙

　　家长要给孩子营造一个舒适的家庭环境，睡前不要让孩子过于兴奋，夜间要保持安静。要经常和孩子沟通，及时帮助孩子解决问题，消除孩子的心理压力。

治疗磨牙要从多方面着手

　　偶尔磨牙对健康无碍，也不用特别处理，但较长时间或较严重的磨牙危害较大，及时治疗势在必行，应从多方面着手。

　　如果发现孩子的肛门处发红、瘙痒，就要考虑肠道是否有寄生虫，应及时带孩子到医院就诊。

　　及时纠正孩子的不良饮食习惯，让孩子充分摄取各种维生素和微量元素，睡前不要给孩子吃不易消化的食物。

　　孩子换牙期间，如果有牙齿发育不良、牙齿排列不齐的情况，应及时带孩子去看牙科医生。

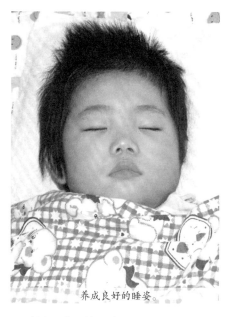

养成良好的睡姿。

及时纠正孩子的睡姿

　　如果发现孩子的睡姿不好，应及时调整，以免造成孩子磨牙。

孩子经常磨牙应该吃什么

　　孩子长期磨牙会直接损害牙齿，牙釉质磨损后，露出牙髓，容易引起牙本质过敏。磨牙的孩子在饮食上应该尽量避免冷、热、酸、甜等刺激性食物，以免引发牙齿疼痛。

　　孩子有磨牙的症状，饮食上就要避免吃太甜或太咸的食物，以免口腔滋生细菌。家长可以给孩子吃稍微硬一点儿并且膳食纤维含量高一点儿的食物，如苹果、胡萝卜等；另外，还要给孩子吃富含钙和维生素 D 的食物，可以补充钙质，并促进钙的吸收。

　　晚饭不宜吃得太饱。如果临睡前给孩子吃不易消化的食物，在孩子睡觉后可能会刺激大脑的相应部位，通过神经引起咀嚼肌持续收缩，导致磨牙。

·鸡肝蛋皮粥·

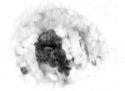

也可将鸡肝炒熟再煮粥。

食材： 鸡肝 50 克，鸡蛋 1 个，大米 100 克，香油适量。

做法： 大米洗净，煮粥；鸡肝洗净，剁泥；鸡蛋打散，用香油摊成蛋皮，切碎，与鸡肝、大米一起煮至粥稠即可。

功效

鸡肝富含蛋白质、钙、磷、铁等物质，维生素 A 含量也较高，可改善孩子磨牙的症状。

·豆腐炒鱿鱼·

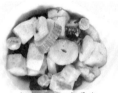

豆腐焯水后不容易散。

食材： 豆腐 200 克，香菇 50 克，青豆、虾仁、鱿鱼、蟹棒、油、盐各适量。

做法： 豆腐、香菇分别切块，虾仁、鱿鱼、蟹棒焯水沥干。油锅烧热，放食材炒熟，加盐调味即可。

功效

豆腐能补脾胃，海鲜是孩子身体吸收钙、镁很好的食物来源。

·芝麻拌菠菜·

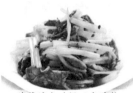

菠菜焯水时间不宜过长。

食材： 菠菜 20 克，黑芝麻、醋、白糖、盐、香油各适量。

做法： 菠菜切段焯水，放入醋、白糖、盐、香油搅拌，撒上黑芝麻即可。

功效

菠菜富含类胡萝卜素、多种维生素及铁、钙等，黑芝麻富含蛋白质、多种维生素及铁，可改善营养不均衡导致的磨牙。

按摩缓解磨牙

孩子磨牙大多是因为心肝火旺或阳明积热，导致控制下牙床运动的颊车失灵，按摩原则宜定颊车，镇惊安神。定颊车以清阳明经热和腑浊为主；镇惊安神重在清心平肝，提高大脑的自控能力。

• 心肝同清

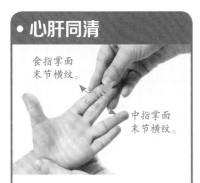

食指掌面末节横纹。

中指掌面末节横纹。

左手固定住孩子手腕，右手食指、中指、无名指并拢呈凹槽状固定住孩子中指、食指，右手拇指由孩子食指、中指掌面末节横纹起推至指尖，推1~3分钟。

• 调五脏

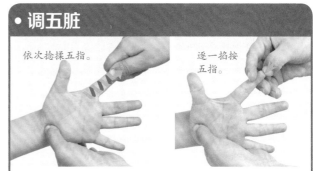

依次捻揉五指。

逐一掐按五指。

❶ 一只手捏住孩子小天心和一窝风，另一只手的拇指、食指二指夹持孩子拇指，捻揉3~5次，至指尖拔伸1次。依次经食指、中指至小指。

❷ 以拇指指甲从孩子拇指至小指逐一掐3次为1遍。左右手各操作3~5遍。

• 清胃经

自下而上直推。

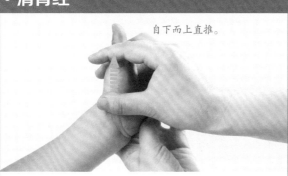

采用直推法，用食指、中指夹住孩子拇指，中指叉于孩子虎口固定，用拇指螺纹面从孩子拇指掌关节横纹推向拇指根部，推100~300次。

• 按揉颊车

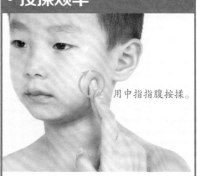

用中指指腹按揉。

用力咬牙时，位于咬肌隆起处即是颊车。先用中指按揉2分钟，然后用双掌振按颊车1分钟。

孩子近视除遗传因素外，多与用眼习惯不良有关，如灯光照明不良、坐位姿势不良、看电视时间过长或距离太近等。由于眼的调节器官痉挛所引起的近视，称"假性近视"。中医认为近视因肝肾不足导致。

近视的发病原因

孩子近视的发病原因主要分为先天和后天两种。先天因素主要是因为家族性的近视，或者天生体质差导致。后天因素与长时间用眼，以及长期不注意用眼卫生、距离太近、姿势不良等有关。

中医认为，处于发育阶段的孩子，由于身体各器官发育不完善（肝肾功能不足），所以很容易患近视。此外，"阴在内，阳之守也；阳在外，阴之使也"，阴精不足致使阳火衰微，不能远视，导致近视。

 ### 孩子近视还有其他原因

〉**不良的饮食结构**

长期给孩子吃过于精细的食物，会造成肌体缺铬，使晶状体变凸、屈光度增加，最终导致近视。

〉**光线太暗或太强**

注意阅读时的照明光线要充分，若是光线比较暗也会导致近视，但也不能在强烈的阳光下阅读、写字。

近视的症状

近视的孩子看书或看其他物体时会眯着眼睛凑近了看。舌象常表现为舌质红，少苔或无苔。

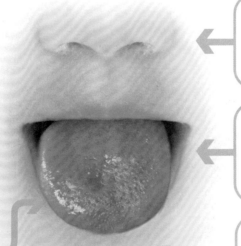

典型症状
远看东西模糊，近看清楚；眼睛干涩，眼眶胀痛，久视会疲劳。

身心表现
注意力不集中，看东西总是眯眼。

舌象特征
舌质红，少苔或无苔。

严重症状
若发展为真性近视，需长期佩戴眼镜。

改善近视的饮食原则

　　为了预防近视，孩子的食谱要多样，同时应注意荤素、粗细搭配，以保证眼睛营养的充分供给。以下几类食物有助预防近视。

　　含钙食物。 钙的缺乏是造成视力发育不良乃至形成近视的重要原因之一。

　　含铬食物。 铬元素在眼球发育中的作用是使其渗透压保持平衡。缺铬可导致晶状体变凸，致使孩子眼睛屈光度增大而近视。

　　含锌食物。 微量元素锌能参与眼内组织，如视网膜和晶状体细胞的生化反应和代谢，在消除眼疲劳、阻止眼球伸长等方面起着积极作用。孩子合理摄入微量元素锌可预防近视。

　　富含维生素的食物。 维生素 A、维生素 B_1、维生素 B_2、维生素 C、维生素 D 及维生素 E 等，都可以改善视网膜、视神经等组织的营养与代谢，增强巩膜坚韧性与睫状肌肌力。

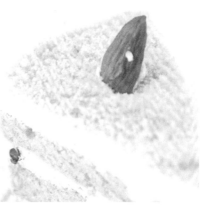

糕点中添加了大量的糖，孩子应少吃。

少食甜食可预防近视

　　经常吃甜食会消耗体内大量的维生素 B_1，降低体内的钙质，从而使眼球壁的弹力减弱，容易导致近视。

正确看待近视眼镜

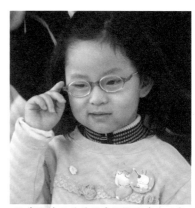

　　孩子的近视分为真性近视和假性近视，真性近视通常难以恢复，假性近视则可以恢复。近视度数高的孩子应尽早佩戴眼镜。

　　孩子近视，有些家长随便配副眼镜给孩子戴上，有些家长则坚决反对给孩子配戴眼镜，这都是不正确的做法。近视时如果不戴眼镜会产生两种后果：一是看不清远处的物体，习惯眯眼皱眉视物，容易造成视力疲劳，影响学习、工作；二是视物时两眼眯成一条缝，长此以往，上下眼睑压迫眼球，容易出现散光。因此，给孩子配戴合适的眼镜，不仅可以解决视力疲劳，还可以防止度数增长过快。

配戴眼镜后更要注意保护眼睛，以免度数加深。

配镜后注意事项

　　配戴眼镜并不能一劳永逸地缓解近视，配镜后还需要细心护理，注意用眼卫生。

孩子近视应该吃什么

日常膳食除了谷类食物以外，还要补充蔬菜和水果，做到蛋白质、糖、脂肪三大类营养素合理均衡。孩子挑食、偏食不利于保护视力，所以孩子日常的膳食结构要合理。

从中医方面来说，可以让孩子多吃一些健脾养胃和补益气血的食物，如山药、胡萝卜、菠菜、小米、玉米等。另外，也可适当多吃桑葚、黑豆、大枣、核桃仁等食物，可以起到养心安神、明目的作用。

缺硒易造成近视。硒能增进视觉灵敏度，食用富含硒的食物可提高视力。菜花、西蓝花、百合、洋葱等蔬菜以及海产品、动物内脏含硒量都较高。

麦冬枸杞子饮

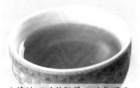

此茶饮可滋补肝肾、益气明目。

食材：麦冬、枸杞子、金银花、菊花各5克。

做法：将麦冬、枸杞子、金银花、菊花分别洗净，水煎取汁，频饮。

功效
此饮有清肝明目、补脾益气、滋阴养肝的功效。

拌黑豆苗

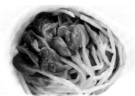

黑豆苗需切去根须食用。

食材：黑豆苗250克，香油、盐、葱末、蒜末、醋、油各适量。

做法：黑豆苗洗净焯水，捞出沥干水分。锅中倒油，下葱末、蒜末爆香，淋在黑豆苗上，加适量盐、醋拌匀即可。

功效
黑豆苗富含多种维生素和微量元素，具有清热解毒、护肝明目等功效。

蒜香胡萝卜

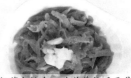

胡萝卜炒食，其营养物质更易被吸收。

食材：胡萝卜1根，蒜2瓣，盐、油各适量。

做法：胡萝卜切丝，蒜压成蒜泥。锅中热油，加蒜泥炒香，放胡萝卜丝翻炒2分钟，加盐继续翻炒，加入3小勺水，继续翻炒至收汁即可。

功效
胡萝卜是养肝明目的明星食材，孩子多吃可预防眼部疾病。

按摩缓解近视

孩子看近处物体清楚，看远处物体模糊，大多是患了近视，多由肝肾不足或心胆虚怯引起。肝肾亏虚宜补益肝肾；心胆虚怯宜清心益胆。

• 运太阳

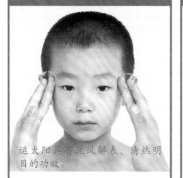

运太阳具有疏风解表、清热明目的功效。

用两手中指指腹向眼的方向揉运太阳 50 次。

• 按揉睛明、四白

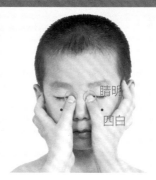

用拇指指腹分别按揉睛明、四白各 50~100 次。

• 拿风池

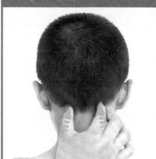

风池位于后发际两侧凹陷处。

用拇指和食指用力拿捏两侧风池 10~20 次，以局部产生酸胀感为宜。

• 开天门

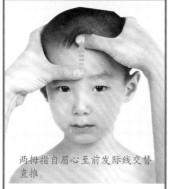

两拇指自眉心至前发际线交替直推。

两拇指自下而上交替直推天门 100 次。

• 推坎宫

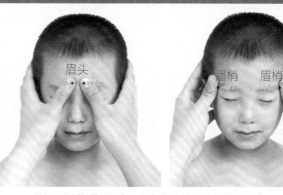

用两拇指指腹自眉头向眉梢分别推坎宫 100 次。此操作可祛风解表、醒脑明目、止头痛，常用于缓解眼疲劳、眼痛、头痛等症状。

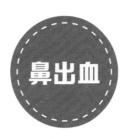

鼻出血又称"鼻衄"，是临床常见症状之一。孩子鼻出血可能是由鼻腔发炎引起的，发炎的鼻黏膜更加脆弱，非常容易出血；也可能是全身性疾病的表现，如血小板减少性紫癜等。

鼻出血的发病原因

中医认为鼻出血是人的气血上逆导致的。鼻属于肺窍，鼻子出现病症，一般来说，与肺和肝等部位出现异常有着很大的关系。当孩子的气血上升，尤其是肺气较热时，就容易导致鼻出血。肺气过热时，孩子的眼底有时也容易充血或出血。上火和鼻出血的原因是一样的，都是气血上逆的结果。

孩子在鼻出血的基础上，易患有鼻敏感，经常流出黄色或绿色的鼻涕，有的嘴唇发红、有口气。这说明体内有燥热，调理要以清热为主。

孩子鼻出血还有其他原因

〉经常用手指抠挖鼻孔

由于经常抠挖鼻孔使得鼻子等入口处及鼻前庭反复受伤，结痂，如果再粘上鼻屎，孩子更会情不自禁地抠挖，久而久之，鼻子入口处及前庭部就会发生溃烂，容易出血。

〉患有血液疾病

虽然孩子鼻子没有受伤，却时常流鼻血，一般流速缓慢，但是次数却很频繁。这种类型的鼻出血常是血液疾病所致，应立即就医查清原因。

鼻出血的症状

孩子除了流鼻血外，还会有其他伴随症状。舌象常表现为舌质红，舌苔黄。

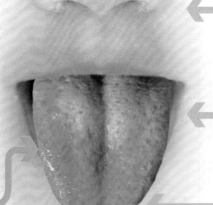

典型症状
鼻出血或涕中带血、口干咽痛、咳嗽少痰，有的伴牙龈出血、乏力、食欲差。

身心表现
注意力不集中，学习成绩下降，还可能发生溢泪。

严重症状
贫血、记忆力减退、视力下降、免疫力低下。

舌象特征
舌质红，舌苔黄。

孩子鼻出血的护理原则

缓解鼻出血比较好的方法是压迫止血，千万不要乱用纸卷、棉花堵塞孩子的鼻孔。

家长遇到孩子鼻出血时一定不要惊慌，要安抚好孩子的情绪，让孩子采取直立坐姿，头稍微向前倾，微微朝下。如果孩子口中有血，要引导孩子将口中的血吐出来，避免孩子吞咽。先确定是哪一侧鼻孔流血，然后按住同侧鼻翼，压向鼻中隔的方向，一般 5~15 分钟就可以止血。

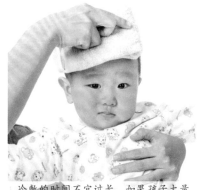
冷敷的时间不宜过长，如果孩子大量鼻出血应及时就医。

如果不能确定是哪一侧鼻孔流血或者双侧鼻孔都流血，可以用拇指及中指同时紧压两侧鼻翼，使出血的部位受到压迫而停止流血，约 5 分钟后松手。若持续流血，则重复紧压鼻翼 5~10 分钟，大多数可止血；或用拇指及食指捏住双侧鼻翼，持续压紧 5~7 分钟；或在两侧鼻孔内各塞入一小块消过毒的湿纱布，也有助于止血。

冷敷可减少出血

如果只是鼻子少量滴血，可以用冰袋或湿毛巾冷敷孩子的前额及颈部，也可以让孩子用冷水或冰水漱口。

错误的止血方法很危险

许多家长看见孩子流鼻血，会采用一些不恰当的方式，如塞棉花、平躺等，这样做是很危险的。

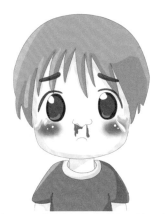
对于孩子鼻出血，家长应根据情况采取正确的方法。

用卫生纸或棉花塞入孩子鼻腔会因压力不够或部位不对，不能止血。让流鼻血的孩子平躺下来，原本往外流的鼻血就会往后流入口腔，流向喉咙，会使孩子呼吸困难，或吞入大量血液，刺激胃壁引致呕吐，且呕吐物会带有血液。

孩子流鼻血时，家长应对症采取措施。鼻子容易过敏的孩子要尽量少接触过敏原；对于习惯抠挖鼻孔的孩子，要及时劝阻；对怀疑有血液疾病的孩子，必须尽快送去医院检查。

孩子鼻出血应该吃什么

　　一般情况下，鼻腔血管破裂性出血并不需要特别治疗。若是身体有内热而导致孩子鼻出血，可以通过饮食给孩子调理。

　　鼻出血期间，饮食宜清淡，要十分重视补充有利于止血的维生素A、维生素E和维生素C，因此宜多食新鲜蔬菜及水果，如荠菜、芹菜、莲藕、柑、橙、橘、苹果、酸枣等。

　　鼻出血可分为实证、虚证两大类，其共同的病理特点都在于火升血溢。而辛辣温燥的食品，如辣椒、姜、茴香、花椒等，容易助长火热，使症状加重，因此应忌食。

·鲜藕汁饮·

每天饮用2次即可。

食材： 鲜藕300克，白糖适量。

做法： 鲜藕洗净，去皮切小块，放入榨汁机中榨汁取用，用白糖调匀，煮沸即可，温服。

功效

鲜藕可清热解暑、凉血止血，对于体内有积热和鼻出血的孩子有疗效。

·鲫鱼煲豆腐·

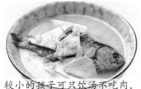

较小的孩子可只饮汤不吃肉，以防鱼刺卡喉。

食材： 鲫鱼1条，豆腐200克，葱末、姜片、盐各适量。

做法： 鲫鱼处理干净，豆腐切块。鲫鱼、豆腐块、姜片一同放入锅中煲1小时，加盐调味，撒上葱末即可食用。

功效

此菜有清肺热、降胃火、止鼻血的功效。

·生地二根饮·

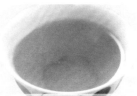

给孩子喝时可以加些糖调味。

食材： 生地黄10克，鲜白茅根、鲜芦根各30克。

做法： 把所有原料洗净，用水煎服，每天1剂。

功效

此汤饮能清热凉血、止血，从而缓解孩子鼻出血症状。

按摩缓解鼻出血

按摩调理孩子鼻出血，应着重清热凉血、泻肝止血。平时不要让孩子抠挖鼻孔，避免鼻黏膜损伤。

● 开天门

两拇指自眉心至前发际线交替直推。

用两手拇指指腹自下而上交替直推孩子天门 100~300 次，推至孩子额头微微发红。

● 按揉合谷

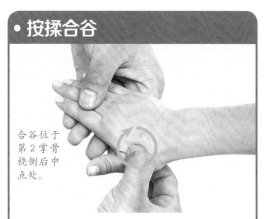

合谷位于第 2 掌骨桡侧后中点处。

用拇指指端按揉孩子合谷 30 次。按揉时注意不要用力太大，以孩子感觉舒适为度。

● 按揉迎香

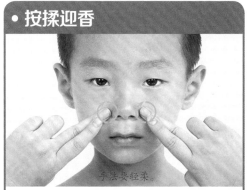

手法要轻柔。

用两手中指指腹同时按揉孩子两侧迎香 50 次。迎香可缓解感冒、头痛、鼻塞、鼻炎、鼻出血等症状。

● 搓摩鼻翼

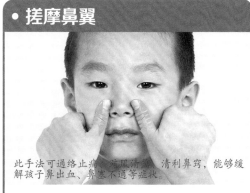

此手法可通络止痛、疏风清热、清利鼻窍，能够缓解孩子鼻出血、鼻塞不通等症状。

将两手拇指或中指指腹放在孩子鼻翼的两侧，沿鼻梁向上摩揉到两眉之间，再向下搓摩到鼻翼旁，来回搓摩 50 次。

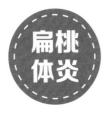

扁桃体炎是常见的上呼吸道感染疾病，可由各种致病微生物感染引起，包括急性和慢性非特异性炎症，表现为程度不等的咽部黏膜和淋巴组织的炎症。本病多见于儿童及青少年，是耳鼻咽喉科和内科的常见多发病。儿童化脓性扁桃体炎也是一种常见病。

扁桃体炎的发病原因

中医认为，扁桃体炎多因外感风热侵入体内，日积月累形成热毒导致，常表现为恶寒头痛、咽喉肿痛，可伴随高热。此外，肺胃有热也可导致扁桃体炎，常表现为高热、口渴、嗓子疼、口臭、小便黄等症状。

现代医学认为，本病由于急性扁桃体炎治疗延误而致，有时也可发生于某些急性传染病，如猩红热、白喉、麻疹、流行性感冒之后。细菌、病毒的感染，导致扁桃体隐窝内有脓性分泌物，扁桃体隐窝内引流不畅，窝内病原体滋生繁殖而演变为慢性炎症。

➕ 孩子扁桃体炎还有其他原因

❯ 感冒发热容易引起扁桃体发炎

家长应预防孩子感冒，减少扁桃体发炎的可能性。如果孩子全身症状较轻，精神状态良好，可以在家调理。若症状严重则要及时去医院就诊。

扁桃体炎的症状

孩子扁桃体发炎时会有咽喉肿痛、咳嗽等表现。舌象常表现为舌质红，舌苔黄。

典型症状
发热、咳嗽、咽痛，严重时高热不退，吞咽困难，检查可见扁桃体充血、肿大、化脓。

舌象特征
舌质红，舌苔黄。

身心表现
年龄较小的孩子可能会因高热而出现抽搐、呕吐或昏睡、食欲不振、全身酸懒等症状。

严重症状
程度不等的咽部黏膜和淋巴组织炎症。

扁桃体炎的护理原则

调理孩子扁桃体炎，以养阴润肺为主，若是能够多种方法并用，效果会更好。

饮食宜清淡，宜选择养阴润肺的食物，如银耳、白萝卜、雪梨等；还要选择吃蛋奶类等高蛋白食物，以及香蕉、苹果等富含维生素C的食物。不要给孩子吃油腻、黏滞和辛辣刺激的食物，如辣椒、大蒜、油条、炸鸡等。

注意孩子口腔卫生，要多喝白开水，补充体内水分。让孩子注意休息，冬天如果室内开暖气或空调，温度不宜过高，以不感觉冷为佳，而且室内空气要新鲜，要经常开窗通风。

推荐一个小妙招：取金银花、菊花各6克，甘草2克，加200毫升水煮开，一天之内让孩子少量多次漱口，可预防扁桃体发炎。

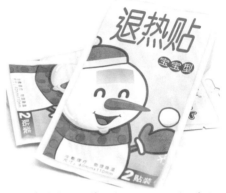

孩子发热时，可将退热贴贴于孩子的头部和颈部物理降温。

孩子高热要及时就医

如果孩子扁桃体发炎并伴有高热，要及时就医，并遵医嘱服用退热药。

养成良好的生活习惯

除了对孩子进行日常护理外，让孩子养成良好的生活习惯，可以增强抵抗力，少生病。

应让孩子保证睡眠时间充足，随天气变化及时增减衣服，保持室内空气流通，减少接触受污染环境的概率。坚持让孩子锻炼身体，提高机体抵抗疾病的能力，不宜过度疲劳。家长应均衡膳食，让孩子养成不挑食、不暴饮暴食的良好习惯。

在小儿呼吸道感染病例当中，化脓性扁桃体炎占10%~15%，其治疗有一定的难度，但是越早发现且接受规范治疗，效果会越好。

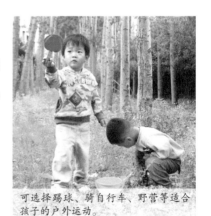

可选择踢球、骑自行车、野营等适合孩子的户外运动。

多进行户外运动

平时让孩子多进行户外运动，可以增强身体抵抗力，减少扁桃体发炎的概率。

孩子得了扁桃体炎应该吃什么

　　孩子患病期间，饮食要清淡，不宜食辛辣刺激、油腻、过咸的食物，避免进一步损伤扁桃体。

　　孩子患急性扁桃体炎期间，宜食含水分多又易吸收的食物，如稀米汤、果汁、荸荠水、绿豆汤等。孩子在慢性扁桃体炎发病期间，宜吃新鲜蔬菜、水果、豆类及滋润的食物，如青菜、番茄、胡萝卜、豆浆、雪梨、百合等。

　　孩子患扁桃体炎期间，忌食辛辣刺激食物，如辣椒、花椒等；忌食烧烤、肥腻食物，如羊肉、烤鸭等；忌饮生冷饮料，如冰果汁、冰可乐等；忌食海鲜发物，如虾、蟹等。

·罗汉果梨饮·

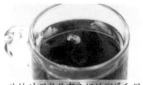

此饮对咽喉具有良好的润泽和保护作用。

食材： 罗汉果半个，梨1个。

做法： 将梨洗净，去皮，去核，切碎捣烂，同洗净的罗汉果一起煎水饮用。

功效

罗汉果可清肺利咽、生津润燥。

·胖大海菊花茶·

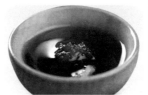

菊花本身清甜，加少量冰糖即可。

食材： 胖大海5个，菊花10克，冰糖适量。

做法： 胖大海、菊花分别洗净，同冰糖一起放入水杯中，用开水冲泡半杯，闷15分钟左右即可饮用。

功效

胖大海可疏散风热、解毒消肿。

·蒲公英贝母粥·

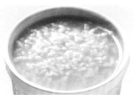

加少量白糖即可。

食材： 干蒲公英20克，川贝母10克，大米100克，白糖适量。

做法： 将蒲公英择洗干净，与川贝母水煎取汁，加大米煮粥。粥煮熟后，撒入白糖即可食用。

功效

此粥具有清热解毒、散结消肿的作用。

按摩缓解扁桃体炎

扁桃体炎是由热毒深重引起的，治疗时应以清热、排脓、解毒为主。小儿正气虚弱而热毒未尽，痰饮与瘀血相互结合于喉核，此时宜扶正祛邪，扶正以益气为主，兼养阴；邪气应发散。

• 抹咽喉

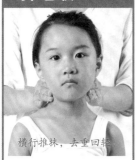

横行推抹，去重回轻。

❶ 让孩子背对操作者。操作者双手从两侧围住孩子颈部，以食指桡侧分别贴于喉部两侧，横行推抹，去重回轻，操作1分钟。

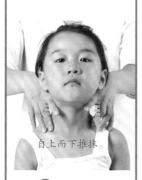

自上而下推抹。

❷ 两手食指指腹在喉部两旁自上而下推抹10余次。

• 捏脊

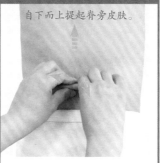

自下而上提起脊旁皮肤。

以两手拇指置于脊柱两侧，自下而上推进，边推边以拇指、食指捏拿起脊旁皮肤。操作5~7次。

• 清天河水

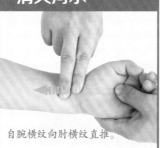

自腕横纹向肘横纹直推。

一只手拇指按于内劳宫，另一只手食指与中指并拢，从孩子腕横纹中点推至肘横纹中点，操作2~3分钟。

• 拿肩井

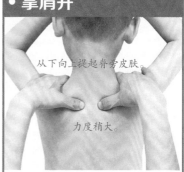

从下向上提起脊旁皮肤。

力度稍大。

每操作捏背3遍至大椎时，就势以拇指置于肺俞，与其余四指相对拿起肩井部肌肉，操作1分钟。

• 清肺经

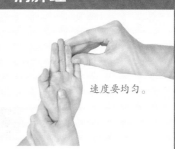

速度要均匀。

用右手拇指自孩子无名指掌面末节横纹起推至指尖，推300次。

小儿肺炎多见于 2 岁以下的孩子，表现为长期、反复、逐渐加重的咳嗽，清晨起床前后比较明显，白天咳嗽较少；寒冷季节或气温骤变时，易发生反复呼吸道感染；喘息性支气管炎发作时，可听到广泛哮鸣音。

小儿肺炎的发病原因

小儿稚阴稚阳之体，肺气虚弱，不能有效抵御外邪，易受风、寒、暑、热、燥、火侵袭。肺炎起病可急可缓，一般先有上呼吸道感染症状，如咳嗽、发热，但也可骤然发病。

脾肺虚弱的孩子容易患肺炎。脾是气血生化之源，脾气强健，营养吸收好，免疫力就强；孩子的肺很娇嫩，容易被燥邪、寒邪侵袭，补好肺，邪气就不容易侵入。

肺炎的发生，有内外两方面原因。中医认为外因是风邪，内因是身体抵抗力弱，脾肺虚弱的孩子身体免疫系统还没发育完全，容易受到外邪侵犯而发病。

小儿肺炎还有其他原因

〉病原体感染

当与携带病菌的感染者，如感冒患者接触时，由于孩子的免疫力低，很容易受到感染。

〉感冒引发肺炎

孩子对天气冷暖不能自知，如果家长没能及时为孩子添衣保暖，容易让他们着凉患感冒，从而引发肺炎。

小儿肺炎的症状

孩子患了肺炎会有发热、咳嗽等症状，与感冒相似，要注意区分。舌象常表现为舌质红，苔黄腻。

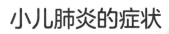

典型症状
发热、咳嗽、气紧、嘴唇发绀（紫）。

身心表现
多在发热、咳嗽后出现精神不振、食欲减退、烦躁不安等症状。

舌象特征
舌质红，苔黄腻。

严重症状
持续性高热、呼吸衰竭。

小儿肺炎的护理原则

家长在照顾肺炎患儿时，一定要谨慎，积极听取医生的治疗建议，并辅助医生进行护理。

孩子得了肺炎一定要去医院进行规范治疗，防止病情加重和并发症的发生。除了药物治疗外，家长的护理也很关键，比如要保持室内空气清新，经常给孩子变换体位，或者在医生指导下进行拍背，以利于痰液的排出。饮食上要加强营养，多给孩子吃富含蛋白质和维生素的食物，少食多餐。

每天早晚可以用棉签蘸温水清洁孩子鼻腔；穿衣盖被不要太厚，以免孩子气喘加重，从而导致呼吸困难；应给予孩子清淡、易消化的半流质饮食。

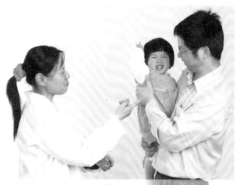

孩子得了肺炎应及时带孩子入院进行抗感染治疗。

家长主要负责护理

小儿肺炎属于严重的疾病，应由专业的医生进行治疗，家长主要以辅助的角色为孩子进行护理。

小儿肺炎痊愈后别着急外出

如果家中有呼吸道传染的病人，一定不要与肺炎患儿接触，以免发生交叉感染，导致疾病久治不愈。

孩子肺炎刚好转，有的家长就着急把孩子送到学校，生怕影响了孩子的学习，这样非常不利于肺炎的痊愈和孩子身心的健康。肺炎对孩子来说是一场"大病"，虽然病情有所好转，但孩子的身体仍然处于虚弱状态，在公共场所中有交叉感染的风险。让孩子在家由家长精心喂养和护理，对孩子尽早恢复健康有很大的帮助。

孩子患肺炎期间，要适当卧床休息，保持稳定的情绪，避免增加耗氧量。室内空气要流通，保持一定湿度，控制和消除各种有害气体和烟尘。

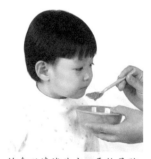

饮食以清淡为主，要给予孩子高热量、多维生素以及容易消化的食物。

咳嗽时不要喂东西

孩子咳嗽时不要喂食、喂药，以防孩子将食物或药物吸入气管。吃东西后，要让孩子侧卧，以防呕吐时将胃内食物呛入气管，发生意外。

孩子得了肺炎应该吃什么

孩子得了肺炎饮食宜清淡，多选具有清痰、去火、通便等功效的食物，如胡萝卜、冬瓜、菠菜等，感冒时这样吃还能降低发生肺炎的概率。

多吃含有优质蛋白的大豆及豆制品，可补充肺炎对机体造成的营养损耗。如果咳嗽日久不愈，耗伤正气，可选用具有健脾益肺的食物，如雪梨、百合、大枣、莲子、杏仁、核桃、蜂蜜等，有助于增强体质，改善症状。

孩子患支气管肺炎期间，忌食海鲜、油腻之物，因"鱼生火、肉生痰"，故应少吃黄鱼、带鱼、虾、蟹、肥肉等，以免助火生痰；不吃刺激性食物，如辣椒、胡椒、蒜、葱、韭菜等辛辣食物，避免刺激呼吸道使病情加重。

·胡萝卜炒鸡蛋·

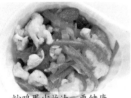

炒鸡蛋少放油，更健康。

食材： 胡萝卜1根，鸡蛋2个，葱末、盐适量。

做法： 锅中热油，加鸡蛋液，翻炒定型，盛出备用；胡萝卜切丝，锅中热油，加入胡萝卜丝，炒3~4分钟，至胡萝卜丝变软，放入鸡蛋，加葱末、盐调味即可。

功效

胡萝卜富含多种维生素，可增强孩子的抵抗力。

·冬瓜萝卜汤·

适量食用此汤还可助消化。

食材： 白萝卜1根，冬瓜250克，盐、香油各适量。

做法： 冬瓜去皮、去瓤，洗净切块；白萝卜洗净切块。将冬瓜块、白萝卜块放入砂锅内加水煮熟，放入盐、香油调味即可。

功效

本方具有顺气化痰的功效，对于咳嗽、痰多、气喘的孩子尤其适用。

·杏仁猪肺汤·

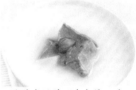

猪肺煮汤前可先汆烫一遍。

食材： 炒杏仁10克，猪肺1个，姜片、盐各适量。

做法： 猪肺冲洗干净切块，放入砂锅；再放杏仁、姜片，加水适量，大火烧开后小火炖1小时，加盐调味即可。

功效

本方具有补益肺气的作用，适用于肺炎恢复期的孩子。

按摩缓解小儿肺炎

　　孩子出院后，可选择推拿按摩进行调理，有助于巩固治疗；病情初起时也可给孩子按摩。按摩期间，若孩子出现呕吐或流鼻涕的症状，这是排痰的表现，有利于缓解症状，家长不用担心。

● 清肺平肝

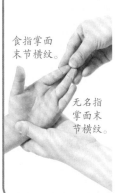

食指掌面末节横纹。

无名指掌面末节横纹。

左手固定孩子手腕，右手食指、中指、无名指并拢呈凹槽状固定住孩子食指和无名指，右手拇指自孩子食指、无名指二指掌面末节横纹起推至指尖。推1~3分钟。

● 清天河水

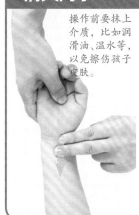

操作前要抹上介质，比如润滑油、温水等，以免擦伤孩子皮肤。

一只手拇指按于内劳宫，另一只手食指与中指并拢从腕横纹中点推至肘横纹中点。操作3~5分钟。此操作可清热凉血、利尿除烦。

● 抱肚法

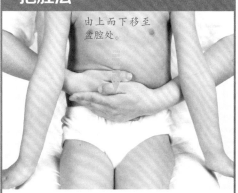

由上而下移至盆腔处。

　　双手从孩子腋下插入，置于胸前，双手掌重叠，手掌向上斜，掌心向后用力挤压，同时让孩子配合挺胸、挺腹。从胸腔逐渐向下至盆腔为1遍，操作5~10遍。

● 点揉肺俞、点按缺盆

❶ 用食指、中指指腹点揉两侧肺俞1~3分钟。再用右手掌根叩肺俞，以胸腔有振动为佳。叩后，手掌顺势向下推抹至腰部。操作1~3分钟。

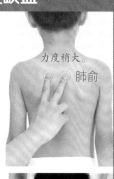

力度稍大。

肺俞

❷ 用两手食指或拇指同时向内下方点按缺盆，至孩子最大忍受度，停留数秒，放松，再按，反复操作1分钟。

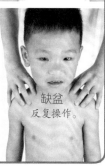

缺盆反复操作。

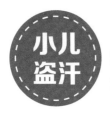

盗汗是中医的一种病证，以入睡后出汗异常，醒后出汗即止为特征。盗汗存在于不同年龄段，由于孩子的一些生长特征，小儿盗汗常被家长忽略。

小儿盗汗的发病原因

从中医理论来说，小儿盗汗的发病原因有两种：一种是脾胃积热型，火热壅滞于脾胃，脾胃升降失调，胃部灼痛，脾胃积热型盗汗常伴有饮食旺盛或减退、精神好、大便秘结、口气重、虽消瘦也不感疲乏、一天到晚玩耍不停等症状；另一种是阴虚内热型，由体内阴液亏虚，水不制火所致，阴虚内热型盗汗常伴有唇舌红干、手足心热、口干、饮水多但不解渴、粪便干且呈粒状等症状。

小儿盗汗
还有其他原因

> **生理原因**

孩子皮肤十分娇嫩，所含水分较多，毛细血管丰富，新陈代谢旺盛，活动时容易出汗。

> **病理原因**

有些孩子盗汗可能是佝偻病或结核病引起的，这需要去医院进一步检查再确定病因。

小儿盗汗的症状

小儿盗汗的症状有很多。患盗汗的孩子免疫力变差，可能会经常感冒。孩子舌象常表现为舌质红，舌苔黄腻。

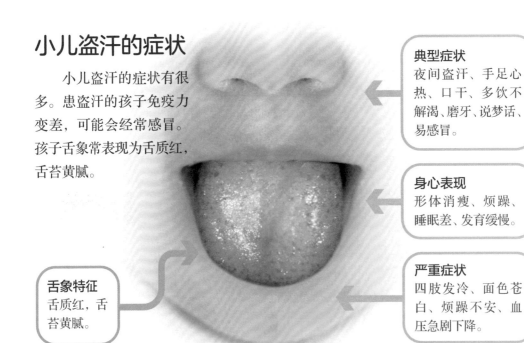

典型症状
夜间盗汗、手足心热、口干、多饮不解渴、磨牙、说梦话、易感冒。

身心表现
形体消瘦、烦躁、睡眠差、发育缓慢。

严重症状
四肢发冷、面色苍白、烦躁不安、血压急剧下降。

舌象特征
舌质红，舌苔黄腻。

小儿盗汗的防治原则

孩子出现盗汗，家长首先要及时查明原因，并给予适当的处理。

对于生理性的小儿盗汗，一般不主张家长进行药物治疗，而应采取相应的措施祛除生活中导致盗汗的因素。对于孩子睡前活动量大或者摄入高热量的食物导致的小儿盗汗，可以对孩子睡前的活动量或进食量给予控制；对于室温过高或被子过厚导致的小儿盗汗，可以调整室温或者换薄被子来预防。

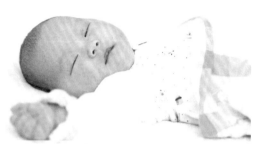

室温过高时可以给孩子盖张小毯子。

家长日常护理

对于病理性的小儿盗汗，应针对病因进行治疗。例如，对于缺钙引起的小儿盗汗，应多带孩子晒太阳并适当给孩子补充钙、磷、维生素 D 等。

若孩子入睡前活动过多，在睡眠时，皮肤血管扩张，汗腺分泌也会增多，容易盗汗，尤其在入睡后 2 小时内，可以给孩子盖张小毯子，防止孩子出汗过多。

小儿盗汗的养护及饮食宜忌

减少孩子出现盗汗的概率，一方面是防治，另一方面是家长要掌握一些科学的育儿知识。

加强营养，合理膳食。在饮食方面，需要荤素搭配，粗细兼吃，纠正孩子偏食、厌食的习惯，从而均衡营养，提高免疫力。

适当锻炼身体。在生活中，可以适当增加孩子户外活动的频率及形式，如游泳、球类、跑步等运动，从而增加孩子的运动积极性，强身健体。

勤换衣物。家长要给孩子勤换衣物，勤擦身洗澡，并保持皮肤干爽。

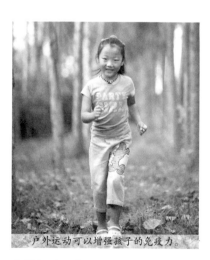

户外运动可以增强孩子的免疫力。

户外运动强身健体

孩子体质虚弱，家长可以鼓励孩子多参加户外运动，强身健体，从而减少小儿盗汗的发生概率。

孩子盗汗应该吃什么

在饮食上，要做到营养丰富，合理膳食。盗汗的孩子不宜吃辛辣刺激性的食物，平时可以多给孩子喝开水，也可以在水中加入适量食盐或用淡盐水漱口。

对于小儿盗汗，家长不要滥用补品，应调整饮食，不给孩子吃煎、炸、烤、熏、油腻的食物，如炸鸡、烤肉等；不给孩子吃辛辣食物，如辣椒、芥末、干姜、胡椒等。家长应该给孩子多吃一些养阴生津的食物，如银耳、白萝卜、百合等，还应补充牛奶、鸡蛋、瘦肉、鱼肉等富含蛋白质的食物，以及苹果、香蕉等富含维生素的水果。

·太子参炖老鸭·

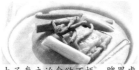

太子参主治食欲不振、脾胃虚弱、倦怠无力、自汗气短、小儿夏季热等。

食材： 太子参 20 克，老鸭半只，小葱段、生姜片、盐各适量。

做法： 太子参稍浸泡，老鸭去皮，去脏杂、尾部，切块。将所有食材下炖盅，加入 6 碗冷开水，加盖隔水炖约 2 个小时。最后加盐调味即可。

功效

此汤具有滋阴补肺、健脾生津的功效，适合调理盗汗的孩子。

·小麦大枣粥·

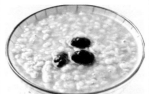

此粥尤其适合 1~2 岁的幼儿食用。

食材： 小麦 50 克，大米 100 克，大枣 3 颗，白糖适量。

做法： 将小麦淘洗干净，加热水浸泡；大米、大枣洗干净。然后将小麦、大米、大枣一起放入砂锅中，加适量水共煮成粥。起锅时加入白糖。

功效

此粥具有养心益肾、补益脾胃、清热止汗、除烦安神的功效。

·浮小麦大枣茶·

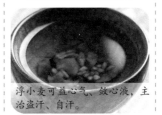

浮小麦可益心气、敛心液，主治盗汗、自汗。

食材： 大枣 2 颗，浮小麦 15 克。

做法： 大枣去核切片，与浮小麦共煮水，去渣代饮，也可反复用开水泡饮。每日可多次饮用。

功效

此茶具有补中益气、固表止汗的功效，适合盗汗的孩子服用。

按摩缓解小儿盗汗

小儿盗汗可以分为脾胃积热型盗汗和阴虚内热型盗汗，对于这两种小儿盗汗，在按摩时需要采用不同的手法。

脾胃积热型

• 清脾经

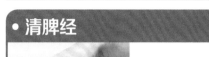

清脾经有清热利湿化痰止咳的功效。

用拇指指腹从孩子拇指根向指尖方向直推脾经100次。

• 掐揉小天心

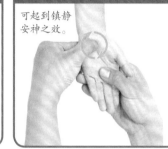

可起到镇静安神之效。

用拇指指端掐揉小天心50次。小天心位于手掌大小鱼际交界处凹陷中。

• 清心经

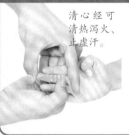

清心经可清热泻火、止虚汗。

用拇指指腹从孩子中指掌面末节横纹向指尖方向直推50~100次。

• 清胃经

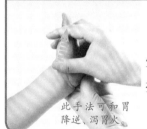

用拇指指腹自掌根推至拇指根，推100~300次。

此手法可和胃降逆、泻胃火。

阴虚内热型

• 揉上马

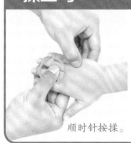

顺时针按揉。

用拇指指腹揉上马100次。该穴为补肾养阴要穴，用于阴虚内热之证。

• 清天河水

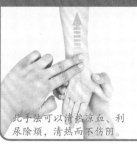

用食指、中指指腹自腕向肘直推天河水100次，可缓解各种热证，实热、虚热都适宜。

此手法可以清热凉血、利尿除烦，清热而不伤阴。

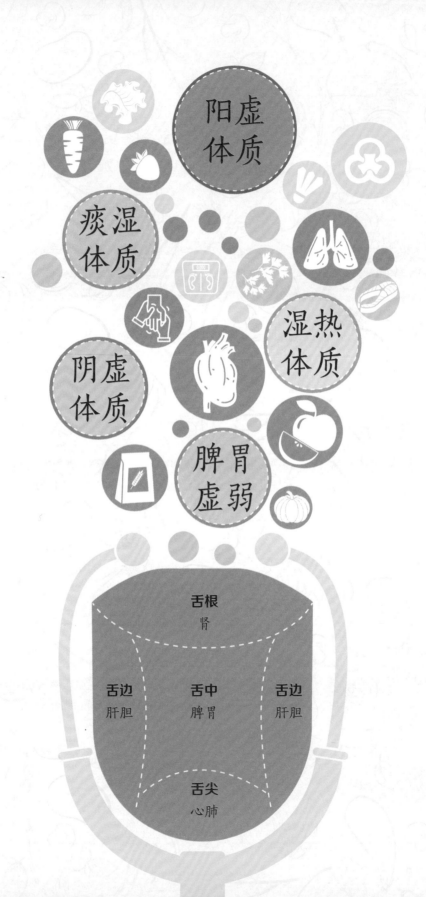

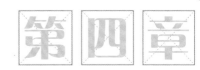

第四章

阳虚体质的孩子，舌质淡白

阳气对人体有着温煦、激发、推动的作用，而阳虚体质的孩子体内阳气衰弱，因此会出现很多因阳虚而引起的不良症状。其中，比较常见的表现就是孩子怕冷，这是阳气虚不足以温暖肢体导致的。

本章重点分析了孩子阳虚体质的原因与舌象特征，以及阳虚体质容易引起的儿童常见疾病，并从饮食、中药、按摩、护理等方面给出科学的调理建议。

孩子为什么是阳虚体质

阳气有温暖肢体、脏腑的作用，阳虚则机体功能减退，容易出现虚寒的症状。阳虚体质的孩子是由于体内阳气不足，不能充分发挥其温煦、激发、推动的作用，而使身体出现虚寒的现象，是脏腑功能低下的一种表现。

有些孩子，常年手脚冰凉，暖不热，非常怕风怕冷，甚至夏天也不敢吹风扇或空调，不敢喝冷饮，爱穿长衣长裤，这多是体内阳气不足导致的阳虚体质。

首先，阳虚体质和孩子先天禀赋不足有关。比如有的孩子是父母到了晚年身体虚弱时才生育的，或者是母亲怀孕时调养不当，这些情况都会导致孩子先天阳气不足。

其次，家里的空调和冰箱是伤害孩子阳气的常见因素。夏季炎热，当空调一开，室温立即降低，此时室内外气温相差十几摄氏度。人体毛孔张开，阳气在外，从室外到室内，汗毛孔立即被寒气闭塞，居于体表的阳气会有所损伤。此外，有些孩子怕热，整天都待在室内，晒不到太阳，也会损害阳气。

空调吹出来的冷气会进入孩子体表

舌象特征

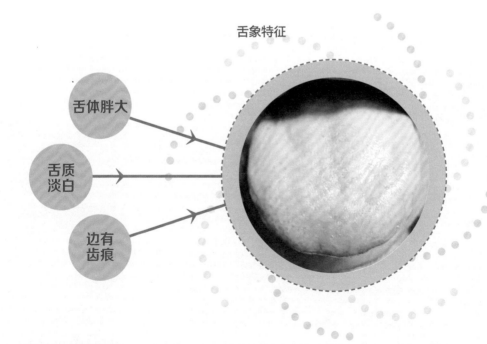

舌体胖大

舌质淡白

边有齿痕

伤害阳气，而冰箱中的冰镇食品、冷饮，在孩子食用之后，也会伤害孩子体内的阳气。夏天阳气在外，阴气居于内，也就是说，虽然外表是热的，但体内是寒的。孩子体内阳气原本不足，为了降低体温，孩子恣食生冷食物，阳气必然耗损过多。

另外，有的孩子回到家后，喜欢光脚在地板上玩耍，这样寒气很容易从脚侵入体内。因为人的脚部是血管分支的末梢部位，容易发生末梢血液循环障碍，加上脚底缺少皮脂腺，因而对寒冷也就非常敏感。如果不注意改变这种习惯，时间长了就会发展成阳虚体质。

阳虚体质的孩子常见症状表

阳虚体质的孩子为何舌质淡白

阳虚寒气盛

当阳气不能温暖身体，舌质的颜色就会变淡，这是因为体内热量不足，寒气过盛所致。中医认为，一般情况下，无论是实热还是虚热，舌质越红，说明体内的热越大；而舌质变白，说明可能有阳虚和血虚两种情况。

现为：肌肉不健壮、手脚发凉、胃脘部和背部或腰膝部怕冷、口唇淡白、嗜睡、大便溏薄、小便颜色清而量多、夜尿次数较多等。

阳虚体质的孩子舌象特征表现为：舌体胖大，舌质淡白，舌边有齿痕。

其他身心特征

手脚发凉

怕风怕冷

大便溏薄

易感风寒

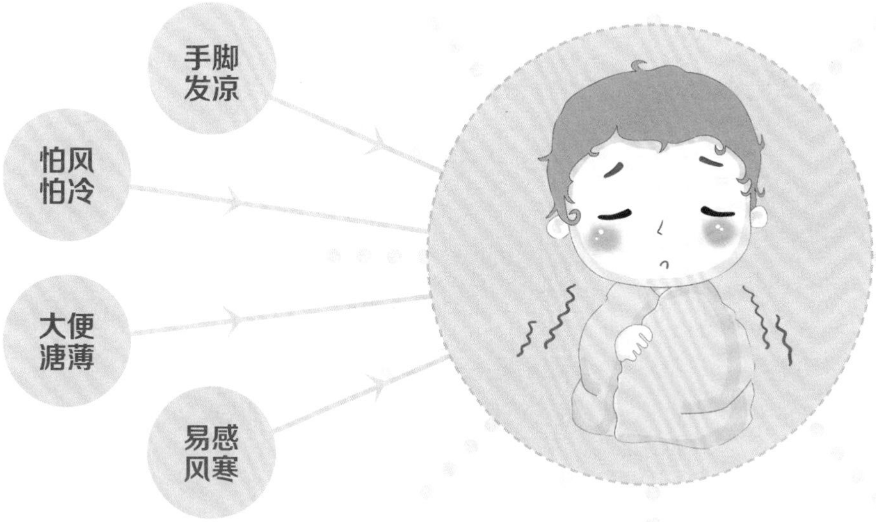

阳虚体质的孩子会出现哪些舌象

舌质淡白是阳虚体质的典型舌象表现。不过，家长除了要观察孩子舌头颜色外，还要注意观察孩子舌头形状和舌苔的情况。

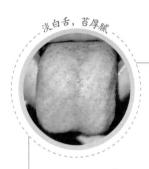

淡白舌，苔厚腻

脾阳虚兼积食型

舌象特征： 舌质淡白，舌苔铺满整个舌头，且比较厚腻。

舌象诊断： 舌质淡白说明孩子脾虚，且属于脾阳虚；舌苔厚腻说明体内有积食和湿气。

对症调理： 宜食用性质温热的食物。阳虚的调理和阴虚正好相反，饮食上要选择性质温热的食物，如羊肉、牛肉、桂圆、大枣等；忌食绿豆、苦瓜、螃蟹、鸭肉等凉性食物。此外，脾虚的孩子多伴随着积食症状，所以在调理时可以搭配使用一些缓解积食的药物。

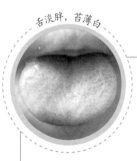

舌淡胖，苔薄白

脾阳虚兼气虚型

舌象特征： 舌质淡胖，舌苔薄白。

舌象诊断： 舌质淡白，舌体胖大，是阳气虚衰所致；舌苔薄白，说明是气虚引起的。

对症调理： 补阳的同时要补气。脾阳虚的孩子，火力不足，身体缺乏热量，脾胃功能不能正常运转。夏天要注意远离空调和冷饮，冬天要注意保暖。兼有气虚的孩子，要注重补气，可以多食土豆、山药、香菇、大枣等补气食物；少食耗气食物，如空心菜、白萝卜等。

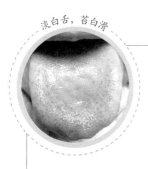

淡白舌，苔白滑

脾阳虚兼肾虚型

舌象特征： 舌质淡白，舌苔白滑，可伴有换牙慢的症状。

舌象诊断： 舌质淡白，不是正常血色充盈的状态，说明孩子脾阳虚；舌苔白滑，说明脾肾阳虚；肾主骨，孩子换牙慢，为肾气不足所致。

对症调理： 不要轻易给孩子补肾。锻炼可以补充阳气，经常运动能使体内的气血活跃，促进身体生发脾阳。年龄小一些的孩子，家长不能一直抱着，要让孩子多活动，出门晒晒太阳；年龄大一些的孩子，可以选择跑步或球类运动加强锻炼。脾虚的问题改善了，肾气就会得到补充，但家长不要轻易给孩子补肾，容易使孩子过早发育。

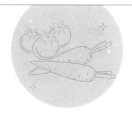
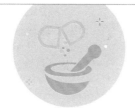
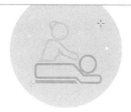

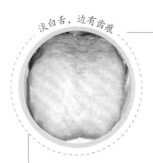

淡白舌，边有齿痕

脾胃虚寒型

舌象特征： 舌质淡白，舌体胖大有齿痕，可伴有胃部怕冷的症状。

舌象诊断： 舌质淡白，舌体胖大有齿痕是典型的阳虚表现；胃部怕冷，通常不能吃寒凉的食物，否则会引起腹泻，这是长期阳气不足导致的脾胃虚寒。

对症调理： 脾胃虚寒的孩子在生活中要注意几个方面。首先从饮食方面进行调理，改善脾胃功能，可以给孩子煮一些莲子山药粥、大枣小米粥等健脾胃的粥来喝。忌食生冷的食物，注意腹部保暖，避免寒湿的环境。还可以经常给孩子做推拿，如推脾经，坚持推拿可以改善孩子脾胃虚寒的情况。

孩子是阳虚体质，应该怎样调理

孩子阳虚的主要原因是脾阳不足，阳气失运。在脾阳不足的情况下，要想补足阳气则需健脾和胃，脾胃和谐才能改善阳虚症状。

饮食调理　阳虚体质的孩子平时要多吃具有益阳作用的食物，以补充身体的热量和阳气，少吃寒凉的食物，更要避免吃冰冷食物，同时还要适当减少盐的摄入。

板栗炖鸡块

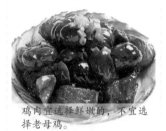

鸡肉宜选择鲜嫩的，不宜选择老母鸡。

板栗肉 10 粒，鸡肉块 300 克，葱末、姜片、盐、油各适量。油锅烧热，放入板栗肉炸黄捞出，鸡块稍炸捞出；锅中加炸好的鸡块、生姜片和水，鸡块煮至七分熟时放入板栗肉，煮至食材熟烂，最后加盐、葱末调味即可。

功效
板栗补中益气、健脾养胃的效果较好。但板栗不易消化，不宜多食。

蒜薹炒羊肉

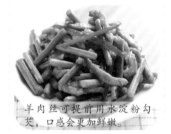

羊肉丝可提前用水淀粉勾芡，口感会更加鲜嫩。

蒜薹 300 克，羊肉 200 克，油、红椒丝、料酒、盐各适量。羊肉洗净，切丝；蒜薹洗净，切段。油锅烧热，放入羊肉丝煸炒，加入料酒和盐炒匀，炒至八分熟时放入蒜薹段和红椒丝炒熟即可。

功效
羊肉可补虚益气、温中暖下，搭配蒜薹，适合阳虚体质的孩子食用。

韭菜炒鸡蛋

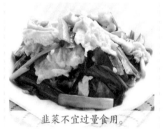

韭菜不宜过量食用。

韭菜 100 克，鸡蛋 2 个，油、盐、白糖、香油各适量。将鸡蛋打散，入油锅滑炒成块，捞出。韭菜洗净切段，入油锅炒熟，放入鸡蛋块，加盐、白糖，连续翻炒至熟，出锅时淋上香油即可。

功效
韭菜具有温中散寒、健胃的功效，搭配鸡蛋，可以提高孩子抵抗力。

中药调理

阳虚体质症状表现多样，调理应以益气、温阳、散寒为原则。因肾为一身阳气之根，脾为气血生化之源，所以尤应益脾肾之气，温脾肾之阳。孩子阳虚主要是补脾阳，脾阳充足了，肾阳就跟着升上来了。

温中补虚、和里缓急

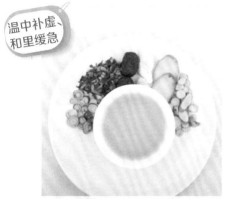

此方剂可缓解中焦虚寒、肝脾不和证。

小建中汤

桂枝、生姜各9克，芍药18克，大枣12颗，甘草6克，饴糖30克。将5味药用水煎，取汁，加入饴糖溶化后服用。

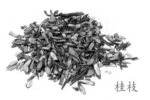

桂枝

● 性温，味辛、甘，归心经、肺经、膀胱经。

✓ 可疏风散寒，适用于脾胃阳虚证。

✗ 热病高热、阴虚火旺者忌用。

温中补虚、暖胃止痛

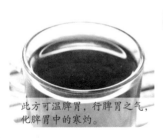

此方可温脾胃，行脾胃之气，化脾胃中的寒灼。

花椒红糖水

将15克花椒在水中泡1小时，取花椒水大火煮10分钟，出锅时加入15克红糖即可。每日服用1次。

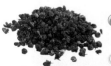

花椒

● 性温，味辛，归脾经、胃经、肾经。

✓ 温中散寒、除湿止痛。

✗ 阴虚火旺者忌用。

健脾补虚、温胃散寒

适合阳虚胃寒、体虚者服用。

理中汤

党参、炙甘草各3克，干姜4克，白术6克。将药材切碎，用水600毫升，煮至300毫升，去渣。每次温服100毫升，每日3次。

党参

● 性平，味甘，归脾经、肺经。

✓ 补中益气、和脾胃、生津养血。

✗ 气滞、怒火盛者忌服。

按摩调理

孩子阳气充足，才能温煦身体，与外界的寒气对抗，孩子才不会觉得冷。家长可以按照下面的方法经常给孩子按摩，直到症状有所改善。

补脾经

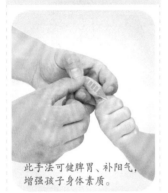

此手法可健脾胃、补阳气，增强孩子身体素质。

固定孩子拇指，用拇指指腹循孩子拇指桡侧缘由指尖向指根方向直推 3~5 分钟。

按揉板门

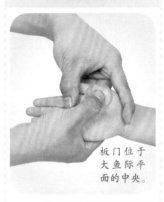

板门位于大鱼际平面的中央。

用拇指指腹按揉板门 400 次。

运内八卦

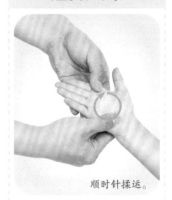

顺时针揉运。

用拇指指腹顺时针揉运内八卦 400 次。

点揉足三里

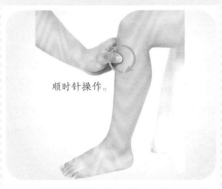

顺时针操作。

用拇指指腹点揉足三里 1~3 分钟，以感觉酸胀为宜。

捏脊

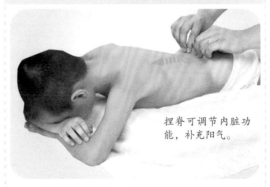

捏脊可调节内脏功能，补充阳气。

用两手拇指、食指沿脊柱两侧自下而上推进，边推边捏拿皮肤，操作 3~6 遍。

阳虚体质的孩子要注意保暖，以免症状加重。除了使用饮食、中药、按摩的方法进行调理外，在生活起居方面也要多加注意。

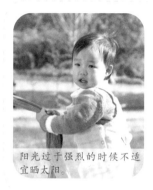

阳光过于强烈的时候不适宜晒太阳。

抓住合适的季节补充阳气

锻炼和晒太阳都能补充阳气。根据中医"春夏养阳，秋冬养阴"的观点，阳虚体质的孩子锻炼时间适宜选择春季和夏季，而一天中又以阳光充足的上午较为适宜。晒太阳的时候，不要戴帽子，因为头顶有百会穴，机体可以通过百会穴把阳气吸进来。这种简单的晒太阳的方法，可以养孩子的阳气。

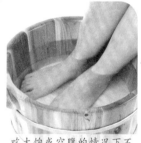

吃太饱或空腹的情况下不宜泡脚。

泡脚可以抵御寒气

阳虚体质的孩子，不耐受寒凉，足下、背部及下腹部丹田部位较易受寒气侵袭。泡脚能帮助孩子驱散寒气，疏通经络，还能助睡眠。在较深的盆中加入40℃左右的热水，让水漫过脚踝，浸泡10~15分钟，就会感觉到全身发热，这说明体内的血液开始加速流动。如果在泡脚的同时再揉搓双脚，气血循环效果会更好。

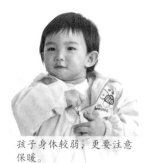

孩子身体较弱，更要注意保暖。

一年四季都要注意防寒保暖

阳虚体质的孩子体寒怕冷，天气一降温就会手脚冰凉，所以冬天应格外注意防寒保暖。其实一年四季都会有寒气，而且那些容易被人忽略的寒气，往往是威胁健康的大敌。早春乍暖还寒，要注意保暖；秋天晚点添衣可以提高孩子的抗寒能力，但体质虚寒的人还是应该早添衣。夏季要注意防止空调的冷气入侵身体。

阳虚体质的孩子易患病症与调养

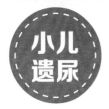

小儿遗尿

　　一般情况下，孩子在 3~4 岁的时候才能控制排尿，如果 5 岁以后还经常尿床，并且每周尿床 3 次以上，且持续大约 6 个月时间，就可诊断为小儿遗尿。

小儿遗尿的发病原因

　　孩子尿床的病因包括遗传因素、功能性膀胱容量减少、心理因素等；也可能是因为家长没有从小对孩子进行排尿训练，孩子没有养成良好的排尿习惯造成的。中医认为，小儿遗尿多为先天肾气不足、下元虚冷所致。

　　小儿遗尿分为功能性和器质性两种。前者与遗传有关，后者属于某些疾病的一种症状。功能性尿床多为单纯性、持续性，即除尿床外无其他伴随症状，无器质性病变；器质性尿床是泌尿系统或者肾功能异常等原因导致的尿床，需去医院接受治疗。

✛ 孩子遗尿还有其他原因

〉**深度睡眠**

　　孩子未能在入睡后膀胱膨胀时立即醒来。

〉**大脑皮质发育延迟**

　　大脑皮质不能抑制脊髓排尿中枢，孩子在睡眠后膀胱会出现无抑制性收缩，将尿液排出。

小儿遗尿的症状

　　家长要注意区分生理性尿床和病理性尿床，要学会判断，以便及时诊断治疗。

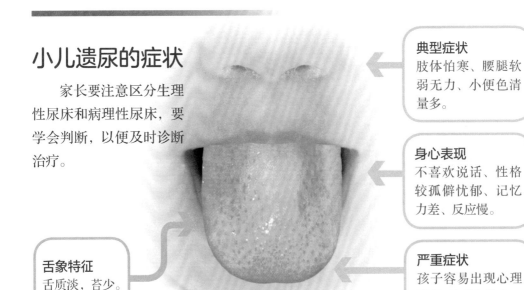

典型症状
肢体怕寒、腰腿软弱无力、小便色清量多。

身心表现
不喜欢说话、性格较孤僻忧郁、记忆力差、反应慢。

严重症状
孩子容易出现心理障碍，缺乏自信心。

舌象特征
舌质淡，苔少。

小儿遗尿的护理原则

对于小儿遗尿，家长不要特别严厉的训斥孩子，或者发怒、殴打孩子，要包容孩子和多安慰鼓励孩子，养成良好的生活习惯。家长可以适当给予引导。

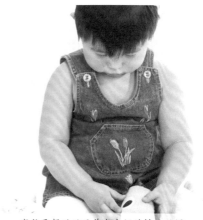

家长要帮助孩子养成良好的排尿习惯。

家长应帮助孩子养成良好的排尿习惯，晚饭后尽量不要吃水果或喝太多的水，不要太兴奋，睡前排空膀胱内的尿液，减少尿床次数。家长要根据孩子排尿的周期，每隔一段时间就叫醒孩子上厕所，让他清醒地意识到自己要在正确的地方上厕所，而不是迷迷糊糊尿在床上。

尿床影响孩子的心理健康

如果不及时调理，有些孩子到了上小学的年龄仍然尿床，这会对孩子的心理造成伤害。

小儿遗尿与喝水多无关

很多家长不认为孩子尿床是一种病，认为孩子只是玩累了，喝水多了或者是孩子懒造成的。

孩子尿床主要是孩子的排尿神经中枢功能不健全，以及对有关神经感应不灵敏造成的。

孩子3岁以前尿床多数是正常的生理现象，随着年龄的增长，这种情况会慢慢得到改善。而孩子对膀胱充盈的觉醒反应，是一个随着年龄增长而渐渐发育成熟的生理过程。一般来说，此过程的发育在孩子2岁以后才开始，近5岁时接近完善。因此，正常的孩子即使在睡眠中

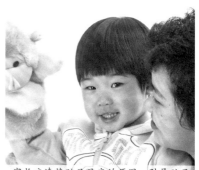

家长应清楚孩子尿床的原因，引导孩子正常排尿，不可过于严厉地批评。

也不会尿床。遗尿孩子的生理过程发育迟缓或存在障碍，不能把膀胱充盈的刺激信号正常传递给大脑皮质，所以会尿床。因此，不能简单地认为孩子尿床是因为睡前喝水过多，更不能责怪孩子。

孩子尿床，家长不可过于严厉地批评

孩子也有自尊心，对于尿床，家长不应过于严厉地批评；同时应避免在孩子同伴前面提起，不然可能会对孩子的心理造成不良影响。

孩子经常尿床应该吃什么

中医认为，肾主膀胱，肾气不足就不能固摄膀胱中的尿液，最终导致尿床。这类孩子的特点表现为四肢冰凉、精神不好、体质差。调理小儿遗尿，要以健脾补肾、止遗为主。

平时可以多给孩子吃一些健脾补肾的食物，增强孩子的脾肾功能，如山药、大枣等食物有补脾功效，补肾可以吃一些黑色食物，比如黑豆、黑芝麻、黑米等。另外，核桃、韭菜等也有补肾的功效。

孩子有尿床症状时，汤类和粥类这种比较稀的食物可以在白天给孩子食用，尽量少安排在晚餐。不要给孩子喝饮料，也不要给孩子吃辛辣食物和膨化食品。

韭菜子面饼

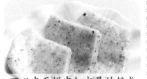

可以在面饼中加少量的糖或盐调味。

食材： 韭菜子、面粉各适量。

做法： 将韭菜子研成细粉，和入面粉，加水揉面，制成面饼，上锅蒸熟即可食用。

功效

韭菜子具有补肾止遗、暖胃健脾的功效，适用于肾气不足、脾胃虚寒的孩子。

芡实薏苡仁山药粥

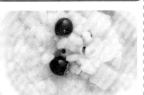

把芡实、薏苡仁打成粉更佳。

食材： 芡实、山药各40克，薏苡仁50克，大米100克。

做法： 山药去皮，切块备用；芡实和薏苡仁浸泡2小时后倒入锅中，加水大火煮开后，小火煮30分钟，倒入大米，继续用小火煮20分钟。再加山药煮10分钟即可。

功效

此粥可健脾益肾、固涩，对小儿遗尿有很好的食疗效果。

白果羊肉粥

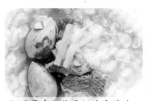

加适量牛奶能更好地去膻味。

食材： 白果10克，羊肾1个，羊肉、大米各50克，葱白3克，盐适量。

做法： 羊肾洗净，去臊膜，切丁；葱白洗净，切丝；羊肉洗净，切片。将所有食材一同放入锅内，加水熬粥，肉熟米烂时加盐即可。

功效

此粥补肾止遗，对于小儿遗尿有很好的的效果，但注意不要过量。

按摩缓解小儿遗尿

　　小儿遗尿多数是"脑—脊—肾—膀胱"轴功能失调，天人阴阳关系失调，调理应以醒脑开窍、温补下元、固摄膀胱、协调天人阴阳为原则，按摩宜在晚上入睡前进行。

● 调五脏

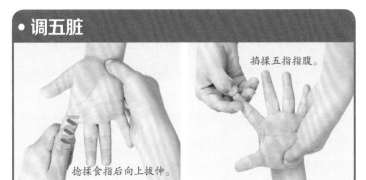

捻揉食指后向上拔伸。

掐揉五指指腹。

❶ 一只手捏住孩子小天心和一窝风，另一只手拇指、食指夹持孩子食指，捻揉 3~5 次，至指尖拔伸 1 次。全手五指依次捻揉。

❷ 用拇指指端从孩子拇指至小指逐一掐指腹，3 次为 1 遍。左右手各 3~5 遍。

● 补肾经[①]

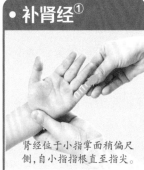

肾经位于小指掌面稍偏尺侧，自小指指根直至指尖。

　　左手固定孩子手腕，右手食指、中指、无名指并拢呈凹槽状固定住孩子小指，用右手拇指自孩子指根推至指尖，推 2 分钟。

● 刺激百会、关元

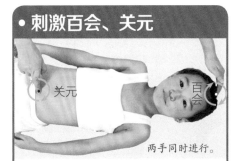

关元

百会

两手同时进行。

　　孩子仰卧，操作者一手置于百会，另一手置于关元。两手同时行摩、揉、振等手法，操作 3~5 分钟。

● 关尿门

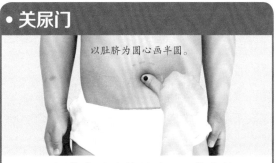

以肚脐为圆心画半圆。

　　用拇指指腹点按肚脐，四指指节置于平脐水平，四指指背以肚脐为圆心，向耻骨联合处画圆。两侧操作完毕，刚好从小腹外侧向内完成半圆。两侧各操作 6~9 次。

① 肾经与其他四经（脾经、肝经、心经、肺经）补泻方向相反，操作时要格外注意。

 **感冒** 感冒是上呼吸道感染的俗称，是孩子的常见疾病，病毒感染鼻、咽喉、扁桃体等后可能会继发细菌感染。

感冒的发病原因

感冒的病因主要有两方面：一是外感因素，二是脾阳虚。外感因素指的是自然界的邪气，我们经常听到的外感风寒、外感风热，这都是外邪引起的感冒。有的孩子经常感冒，到医院打针、输液，病刚好没几天又感冒了，平时消化也不好，这种情况的病根其实在脾。

中医认为"四季脾旺不受邪"。脾虚了就很难营养肺脏，孩子就容易患感冒。所以，给孩子补肺首先要健脾。孩子脾虚、肺虚引起的感冒，调理上除了常规的疏风解表外，还需要健脾消积、益气固表。

 孩子感冒还有其他原因

〉**室内环境差**

室内阴暗潮湿、空气流通不好，室内温度过高或过低，对孩子的呼吸道危害非常大，这种情况就容易诱发感冒。

〉**忽冷忽热**

忽冷忽热的天气温差太大，在来不及给孩子增减衣物的情况下，孩子就容易感冒。

孩子感冒的症状

感冒的舌象表现常见风寒、风热两种。风寒感冒的舌象常表现为舌质淡红，苔薄白；风热感冒的舌象常表现为舌质红，苔薄黄。

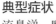

典型症状
流鼻涕、嘴唇发干、口渴、喷嚏不止、体温升高。

身心表现
浑身无力、不爱说话。

严重症状
身体高热、大汗淋漓、哭声微弱、呼吸急促或呼吸困难，甚至会出现惊厥抽搐、昏迷的症状。

舌象特征
舌质淡红，苔薄白多属风寒感冒；舌质红，苔薄黄多属风热感冒。

感冒的护理原则

感冒常伴有发热症状，孩子发热时，使用药物降温是比较简易有效的方法。除了药物降温外，家长还可以给孩子使用物理降温，但是应结合孩子的身体状况及接受程度进行调整。

应注意让孩子多喝水，体温没有超过38.5℃时可以选择给孩子物理降温。通常物理降温的方法是给孩子洗温水澡。但要注意，如果周围环境温度低，也可只擦洗身体局部。

物理降温效果不好时，可采用药物降温，或者物理降温仅作为药物降温的辅助。

需要注意的是，除了持续的超高热外，一般情况下，发热不会对机体造成损伤，反而是机体的一种自我保护。因此，不要在孩子刚感冒且发热温度不是很高时就服用退热药。

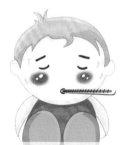

多给孩子喝温开水，可起到辅助降温的作用，还可预防发热引起的身体脱水。

症状轻重与年龄相关

感冒的症状轻重不一，与年龄、病原体、机体抵抗力等有关，年龄大一点儿的孩子症状轻，婴幼儿症状可能会较重。

学会区分普通感冒和流行性感冒

家长对一些常见病应具备基本的认识，不要孩子一感冒就往医院跑，否则孩子可能还会因过度疲劳而加重病情。

普通感冒一般起病较缓，发热不会超过39℃，常呈散发性，一年四季都有可能发生，病情较轻，多无传染性；上呼吸道感染症状，如咳嗽、咽痛等较明显，头痛、全身酸痛、畏寒、发热等较轻，一般5~7天可痊愈。

流行性感冒起病比较急，体温常超过39℃，有明显的传染性及流行性，好发于冬季，以经常形成区域性流行为主要特征，并伴有高热、恶寒、无汗，或汗出仍高热不退、目赤、咽红，或见扁桃体肿大、头痛、全身肌肉疼痛、嗜睡、精神萎靡，或恶心呕吐等症状。

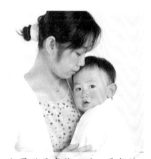

如果孩子高热不退，要赶快到医院就医。

孩子感冒要不要去医院

对于2岁以上的孩子，轻度的普通感冒可以在家先观察一下；如果是1岁以下或者是患流行性感冒的孩子，建议及时就医。

孩子患感冒应该吃什么

　　很多人认为感冒时应尽量少吃食物，更不能吃荤。其实，这种观点是不正确的。患儿因感冒导致体力消耗大，故应提供充足能量，尤其注意摄入优质蛋白，只要不过敏，就能进食。

　　孩子感冒时要注意补充维生素C，如苹果、胡萝卜等蔬果；多吃含铁食物，如动物肝脏和血、瘦肉、菠菜、芹菜等。另外，喝点不油腻的鸡汤也有助于身体恢复。

　　孩子感冒期间，不宜喝冰饮料、凉茶等冷饮；不宜吃炸鸡翅、薯条等油炸食物；不宜吃鱼和虾蟹；不宜吃杨梅、蜜枣等甜酸食物；也不宜吃花生、瓜子等油脂含量较多的食品。

·葱白麦芽奶·

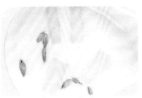

牛奶不可煮沸。

食材： 葱白6段，麦芽20克，熟牛奶120毫升。

做法： 将葱白切开，与麦芽一起放入杯中，加盖隔水炖熟，去渣取汁，加入熟牛奶服用。

功效

此饮品解表散寒、健脾和胃，适用于小儿风寒感冒。

·薄荷牛蒡子粥·

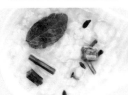

牛蒡子汁要在最后加入。

食材： 薄荷6克，牛蒡子10克，大米120克。

做法： 将牛蒡子入锅煮15分钟后取出，取药汁；将大米入锅，加水煮沸10分钟；放入薄荷，待粥将熟时倒入牛蒡子药汁，再煮5分钟即可。

功效

此粥可祛风清热，适用于小儿风热感冒。

·肉末蒸蛋·

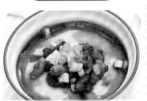

放些蒸鱼豉油可去鸡蛋的腥味。

食材： 猪瘦肉30克，鸡蛋1个，葱末、盐各适量。

做法： 猪瘦肉洗净，剁成末或直接选用肉馅，炒熟备用；将鸡蛋打入碗内搅散，放入适量盐和清水搅匀；炒好的肉末放入搅拌好的鸡蛋液中，将碗放入锅中蒸熟，撒上葱末即可。

功效

肉末蒸蛋富含蛋白质和多种营养素，可提高机体免疫力。

按摩缓解感冒

中医称感冒为外感性疾病，对于外感引起的感冒症状，大多可以通过推拿按摩得到缓解，较为常用的手法是开天门、推坎宫、运太阳等。如果感冒伴随咳嗽，可以通过掐四横纹来缓解。

· 开天门

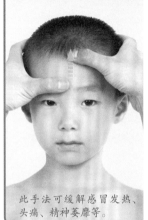

两手拇指指腹自下而上交替直推天门50~100次。

此手法可缓解感冒发热、头痛、精神萎靡等。

· 推坎宫

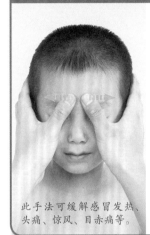

用两手拇指指腹自眉头向眉梢分推坎宫50~100次。

此手法可缓解感冒发热、头痛、惊风、目赤痛等。

· 运太阳

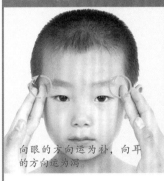

向眼的方向运为补，向耳的方向运为泻。

用中指指腹揉运太阳50~100次。若外感表实、无汗、头痛用泻法；若外感表虚、自汗、内伤头痛用补法。

· 揉耳后高骨

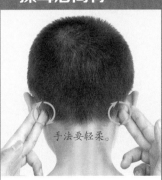

手法要轻柔。

用两手中指指腹揉耳后高骨30次。

· 总收法

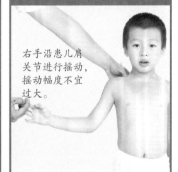

右手沿患儿肩关节进行摇动，摇动幅度不宜过大。

用左手拇指或食指、中指按揉小儿肩井穴部，右手拿住其同侧手指，屈伸肘腕并摇动其上肢2次左右。

佝偻病

佝偻病是小儿常见的慢性病，俗称"软骨病"，多发生于2岁以下的孩子。孩子早期表现烦躁不安、出汗，随着病情进展可发展至骨骼病变。

佝偻病的发病原因

佝偻病是婴幼儿时期常见的慢性营养缺乏性疾病，因缺乏维生素D，导致钙、磷代谢失常所致。本病属中医"五迟""五软""鸡胸"等范畴，由脾肾虚亏导致。肾为先天之本，脾为后天生化之源，肾主骨髓，脾主肌肉，当先天虚亏，后天喂养失宜，不能以母乳喂养，加上日照不足，均可引起气血虚弱，影响脾肾功能，以致骨髓不充，骨质疏松，成骨迟缓，甚至骨骼畸形。佝偻病患儿体质虚弱，抗病能力低下，易感受风邪，阻滞肺络而引起肺炎，或饮食失调，脾失健运而泄泻。

佝偻病还有其他原因

〉挑食导致佝偻病

天然维生素D一般是从鸡蛋、牛肉、黄油和植物油中获得的。如果孩子挑食，不爱吃此类食物，易导致维生素D的严重缺乏，从而导致佝偻病。

佝偻病的症状

佝偻病的典型症状是会出现"O"形腿或"X"形腿。舌象常表现为舌质淡，舌苔薄白。

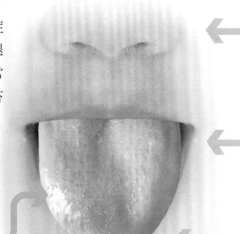

典型症状
肌肉松弛无力、颅骨软化、出牙晚、下肢畸形成"O"形腿或"X"形腿。

身心表现
睡眠不安、容易哭闹。

后遗症
症状消失，骨骼改变不再进展，但骨骼畸形。

舌象特征
舌质淡，舌苔薄白。

佝偻病的防治原则

防治佝偻病主要在于补充维生素 D，从而促进儿童对钙、磷的吸收，避免其代谢紊乱。

人体的维生素 D 主要有两种来源：一种是经日光中的紫外线照射，使皮肤内的维生素 D 前身物质转变成维生素 D，多晒太阳可促进维生素 D 的合成，因此孩子患了佝偻病，要给孩子多晒太阳；另一种是可以从食物中摄入，动物性食物中富含维生素 D，可多给孩子吃海鱼、动物肝脏等。

佝偻病也需根据病情配合相应的药物进行治疗。

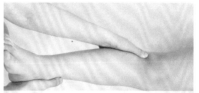

佝偻病的早期症状不明显，家长要留心观察，做到早发现早治疗。

注意其他类型的佝偻病

如果已经补充维生素 D，或者增加晒太阳的时间了，仍出现佝偻病症状，应及时去医院就诊。

预防佝偻病不应单纯补钙

有些家长对于佝偻病缺乏足够的认识，认为只要补足钙，就可以预防佝偻病，其实这种认识是片面的，要预防佝偻病，还要注意以下几点。

1.一般从孩子出生 15 天以后就应该补充维生素 A 和维生素 D，俗称"鱼肝油"，尤其是早产儿，更应该补充鱼肝油，并且补充的量要比正常足月儿大一倍，补充期间应注意观察，在孩子腹泻时应在医生指导下适当加量。若补充鱼肝油效果不好，应到医院进一步检查，一旦出现鸡胸、漏斗胸等骨骼发育异常时，再想恢复就很难了。

2.坚持母乳喂养。因为母乳中的维生素 D 含量要比牛奶或奶粉中多。母乳虽然含钙和磷少，但是两者比例合适，容易被婴幼儿吸收。

3.母亲应在孕期和哺乳期的饮食营养丰富，并且要多晒太阳。

4.按时给幼儿添加辅食，并且多带孩子晒太阳，每天晒够 2 小时。

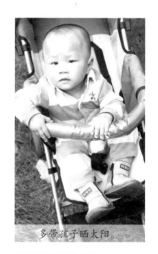

多带孩子晒太阳。

如何科学晒太阳

带孩子晒太阳应选择风和日丽、没有风的好天气，时间尽量避免正午十二点，此时间段紫外线较强，不仅会损伤皮肤，还会导致皮肤缺水干燥。

佝偻病患儿应该吃什么

中医认为，佝偻病是因先天禀赋不足，后天调养失宜，脾肾不足，骨质柔软所致，应以调理脾胃为主。

可以给孩子吃一些富含钙的食物，如虾皮、海带、菠菜、油菜、豆类及豆制品等。但要注意，富含膳食纤维和草酸的蔬菜，如菠菜、油菜等会影响钙吸收，在烹饪时蔬菜需提前焯熟。若孩子饮食中含盐量高，或吃了大量富含蛋白质的食物，也容易导致钙流失。

家长同时要注意，过度补钙会影响孩子的胃口，孩子容易出现厌食、便秘等问题；高钙量的摄入还会影响孩子身体对铁、锌、镁等元素的吸收。

鸭血炒豆腐

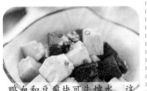

鸭血和豆腐块可先焯水，这样做出来更加嫩滑而不碎。

食材： 鸭血、嫩豆腐各100克，植物油、盐、水淀粉、葱末各适量。

做法： 鸭血、嫩豆腐分别洗净，切块。锅中加入植物油烧热，放入葱末，然后加入鸭血和嫩豆腐翻炒，再加入水淀粉稍煮至汤汁浓稠，最后加盐调味即可。

功效

豆腐含有丰富的钙、蛋白质等；鸭血是铁元素的良好来源。

口蘑炒油菜

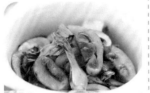

口蘑和油菜可提前焯一下。

食材： 口蘑100克，油菜50克，植物油、盐、蒜末各适量。

做法： 口蘑洗净，切片；油菜洗净，切段。锅烧热，倒入植物油，放入蒜末炒香，加入口蘑炒熟，再加入油菜炒熟，最后加盐调味即可。

功效

小油菜含有丰富的钙，口蘑含有促进钙吸收的维生素D。

盐水虾

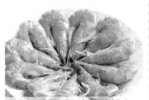

少放花椒，以免掩盖鲜味。

食材： 大虾300克，葱段、姜片、花椒、盐、料酒各适量。

做法： 大虾洗净，剪虾须，剔虾线。锅中加水，放入葱段、姜片、花椒、料酒，大火煮开，倒入大虾，转中火煮2分钟，再加入少量盐，煮3分钟关火，加锅盖闷10分钟。

功效

大虾富含钙、硒等微量元素，其中含钙量较高，适合补钙。

按摩缓解佝偻病

佝偻病不仅会影响孩子的身材外貌，还会影响孩子的健康成长，往往会导致孩子出现自卑心理。在佝偻病的初期给孩子按摩调理，可增强孩子体质，增加小肠黏膜对钙、磷的吸收，从而改善症状。

• 补脾经

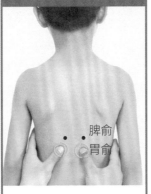

此手法可调理孩子脾胃，促进孩子对各种营养元素的吸收。

循孩子拇指桡侧缘由指尖向指根方向直推3~5分钟。

• 揉胃俞、脾俞

脾俞
胃俞

用拇指指腹按揉胃俞、脾俞各100次。

• 补肾经

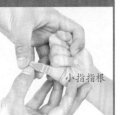

肾经与其他四经(脾经、肝经、心经、肺经)补泻方向相反，操作时要格外注意。

小指指根

肾经位于小指掌面稍偏尺侧，自小指指尖直至指根。左手固定孩子手腕，右手食指、中指、无名指并拢呈凹槽状固定住孩子小指，用右手拇指自孩子指根推至指尖，推2分钟。

• 擦八髎

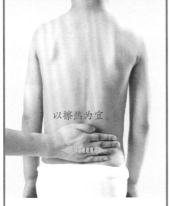

以擦热为宜。

用小鱼际擦八髎3~5分钟。

• 按揉百会

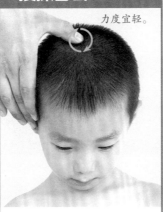

力度宜轻。

用拇指指腹按揉百会50次。

• 捏脊

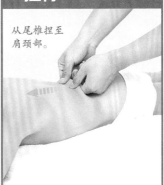

从尾椎捏至肩颈部。

用两手拇指和食指自下而上捏脊4分钟。

缺铁性贫血

贫血是指血液中红细胞数量减少，可见面色苍白、四肢无力、精神倦怠等症状，严重贫血会影响孩子的身体发育。

缺铁性贫血的发病原因

　　缺铁性贫血是由于体内贮存铁剂量不足或缺乏而影响血红蛋白合成的一种小细胞低色素性贫血。中医将缺铁性贫血分为脾胃虚弱型、心脾血虚型、脾肾阳虚型、虫积型4种类型。

　　缺铁性贫血多发于6个月至3岁的婴幼儿，断奶期喂养不当，未及时补充铁质是一大重要原因。通常情况下，足月正常的孩子，体内储存的铁及从母乳或配方奶中获取的铁，能够满足6个月的需要，6个月以后应及时添加强化铁或含铁丰富的辅食。若婴幼儿饮食结构不合理，铁摄入不足，也会导致缺铁或贫血。

孩子缺铁性贫血还有其他原因

〉经常腹泻容易引起贫血

　　经常腹泻也是贫血的原因之一，由于消化不良而影响正常饮食，以致铁元素摄入量不足，造成贫血。

缺铁性贫血的症状

　　贫血的孩子脸上没有血色，看着很虚弱。舌象常表现为舌质淡，边有齿痕。

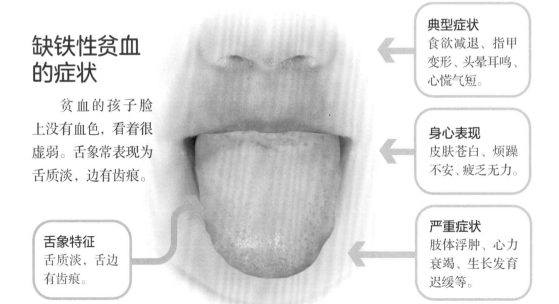

典型症状
食欲减退、指甲变形、头晕耳鸣、心慌气短。

身心表现
皮肤苍白、烦躁不安、疲乏无力。

严重症状
肢体浮肿、心力衰竭、生长发育迟缓等。

舌象特征
舌质淡，舌边有齿痕。

小儿缺铁性贫血的预防

铁元素是制造红细胞必不可少的原料，同时还参与体内多种重要酶的合成，因此要给孩子补充铁元素，预防小儿缺铁性贫血。

足月儿应尽量纯母乳喂养 6 个月，此后继续母乳喂养，及时添加富含铁的食物，如米粉、肉泥、鱼泥等。中国和美国儿科学会建议，母乳喂养的孩子，从 4 个月开始，可小剂量补充铁元素至 1 周岁。幼儿应注意食物营养均衡，纠正挑食和偏食等不良习惯，平均每天安排肉类（按生重计算）50 克左右，鱼类 50 克左右，偶尔可进食点动物肝脏。鼓励幼儿进食富含维生素 C 的蔬菜和水果，促进植物来源非血红素铁的吸收。不再继续母乳喂养的孩子，尽量采用强化铁元素的配方奶粉，每天可进食 400~600 毫升配方奶。

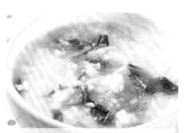

动物肝脏、鸡蛋黄等富含铁元素，可为孩子做菠菜猪肝蛋黄粥食用。

辅食添加不当会增加缺铁性贫血的发病率

需要重视孩子的贫血问题，添加辅食时要及时加入富含铁元素的食物。

补充铁剂

孩子是否缺铁或是否是缺铁性贫血，需要医生进行诊断。医生可能会安排做血液测试，以便检查孩子是否患有贫血，并判断疾病的严重程度。

孩子一旦被诊断为缺铁性贫血，则说明其体内储存的铁元素不足以维持身体的正常代谢，需要尽可能查找原因，并采取相应措施对症治疗。在医生指导下使用铁剂治疗，可同时口服维生素 C 促进铁元素的吸收，并在血红蛋白值正常后继续补铁 1~2 个月甚至更长时间，以恢复机体的储铁水平。必要时，还要同时补充维生素和微量元素。

在铁剂的选择上，可以请儿科医生选择一些疗效好、无胃肠刺激、无异味的铁剂。目前，一般的铁剂都会有副作用，其中，氨基酸螯合铁副作用较小，口感好，铁的吸收率较高，见效也较快，推荐使用。

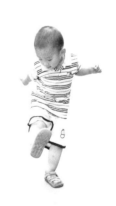

给孩子补铁的同时，应多让孩子运动，以增强身体抵抗力。

应多运动

若发生贫血，一般不是短期能调理好的，其病程较长。如果孩子的症状较轻，可以让孩子多进行户外运动。

孩子贫血应该吃什么

预防孩子贫血，维生素 C 和铁元素要一起补。因为维生素 C 是氧化还原剂，在补充铁剂的同时搭配维生素 C 或富含维生素 C 的食物，可以促进铁剂的吸收，提高治疗效果。轻度的贫血可以通过食疗的方式来改善。

富含铁的食物有：肉末、鱼、豆腐、动物肝脏、瘦肉、豆制品、动物血、小米、高粱、玉米、绿叶蔬菜、黄红色蔬菜、木耳、海带、紫菜等。让孩子多吃含铁量丰富的食物，可提高血红蛋白浓度，再搭配番茄、胡萝卜、南瓜等富含维生素 C 的食物，可以促进铁元素的吸收。

·牛肉炒菠菜·

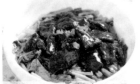

菠菜切小段，孩子食用方便。

食材： 牛里脊肉、菠菜各 50 克，葱末、姜末、盐、油各适量。

做法： 牛里脊肉切片；菠菜焯烫，沥干，切段。油锅烧热，放入姜末、葱末煸炒，再放入牛肉片，大火快炒后盛出；将余油烧热，放入菠菜、牛肉片，快速翻炒，放盐调味，撒上葱末。

功效

牛肉和菠菜都富含铁，孩子吃了不仅可补铁补血，还能增强体质。

·南瓜肉末·

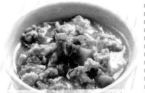

勾芡后快速翻炒，以防粘锅。

食材： 南瓜 50 克，猪肉末 20 克，水淀粉、盐、葱末、油各适量。

做法： 南瓜洗净，切丁，放碗内蒸熟。油锅烧热，放入猪肉末炒熟，用水淀粉勾芡，加盐调味，翻炒几下后盛出，淋在南瓜上，撒上葱末即可。

功效

此菜含有丰富的维生素 C 和蛋白质，可提高孩子免疫力。

·三色肝末·

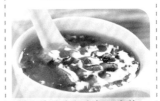

猪肝要用盐水浸泡 30 分钟。

食材： 猪肝 25 克，番茄、胡萝卜、菠菜各 20 克，高汤适量。

做法： 猪肝洗净，切小片；番茄、胡萝卜分别洗净，切丁；菠菜洗净，焯水，切碎。将猪肝片、番茄丁、胡萝卜丁放入锅内，加入高汤，煮熟，最后加入切碎的菠菜，稍煮即可。

功效

猪肝和菠菜都富含铁，再搭配富含维生素 C 的胡萝卜和番茄，可促进铁的吸收，预防贫血。

按摩缓解贫血

中医认为，小儿贫血是小儿脾胃虚弱，气血生化不足造成的，所以按摩调理重在刺激造血系统功能，改善虚弱体质。

• 补脾经

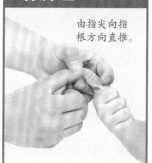

由指尖向指根方向直推。

循孩子拇指桡侧缘由指尖向指根方向直推 3~5 分钟。

• 补肾经

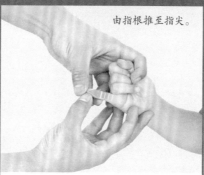

由指根推至指尖。

左手固定孩子手腕，右手食指、中指、无名指并拢呈凹槽状固定住孩子小指，用右手拇指自孩子指根推至指尖，推 2 分钟。

• 按揉血海

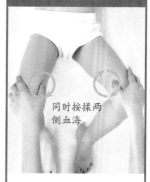

同时按揉两侧血海。

用拇指与其余四指相对拿住血海和其对侧，同时按揉 30~50 次。

• 按揉板门

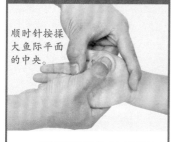

顺时针按揉大鱼际平面的中央。

用拇指指腹按揉板门 400 次。

• 运内八卦

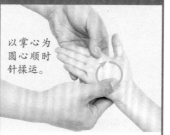

以掌心为圆心顺时针揉运。

用拇指指腹顺时针揉运内八卦 200~400 次。

• 推三关

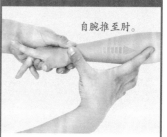

自腕推至肘。

用拇指指腹或食指、中指指腹自腕向肘推三关 300 次。

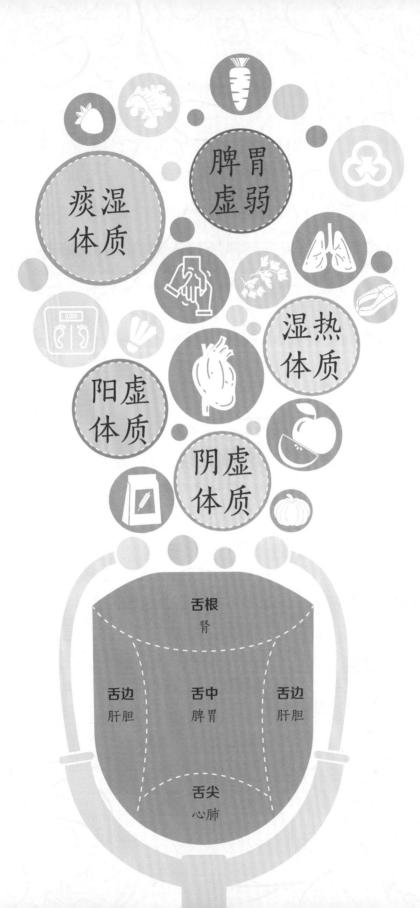

痰湿体质

脾胃虚弱

湿热体质

阳虚体质

阴虚体质

舌根
肾

舌边
肝胆

舌中
脾胃

舌边
肝胆

舌尖
心肺

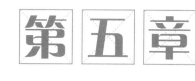

第五章

痰湿体质的孩子，舌体胖大，舌苔白腻

孩子阳气不足，会导致脾无法正常运行水液。水分经累积，由少而多，转化为湿，再慢慢凝聚成痰，最后便形成了痰湿体质。

本章重点分析了孩子痰湿体质的原因与舌象特征，以及痰湿体质容易引起的儿童常见疾病，并从饮食、中药、按摩、护理等方面给出科学的调理建议。

孩子为什么是痰湿体质

人体脏腑阴阳失调、气血津液运化失调，容易形成痰湿体质。这里的"痰"并非指一般概念中的痰，而是指人体津液的异常积留，是病理性的产物。

形成痰湿体质的主要原因是体内湿邪无法代谢，体内长期湿气过重。后天不良的生活习惯是对肺、脾、肾造成严重损害的重要因素，比如吃太多冰冻寒凉的食物，会促生和加重孩子的痰湿体质。

中医认为，脾为生痰之源，肺为储痰之器。吃冰冻的东西太多，易损伤脾胃，脾胃被伤后，气血化源不足，导致生痰，形成痰湿体质。这种痰湿体质往往和阳虚夹杂在一起，一旦发胖，就可能是重度肥胖，很难调整。

另外，现在有不少孩子每顿饭都离不开肉，但俗话说："鱼生火，肉生痰。"中国人的饮食历来以五谷杂粮和蔬菜为主，已经习惯了消化五谷杂粮的脾胃，现在变成以消化肉食为主，显然要消耗脾胃更多的能量。当脾胃功能不能彻底

舌象特征

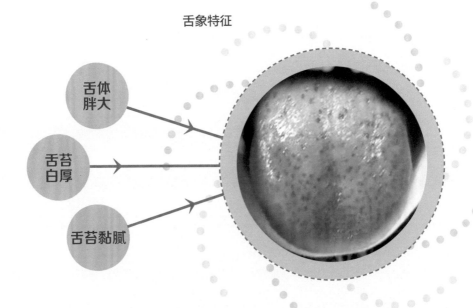

舌体胖大

舌苔白厚

舌苔黏腻

将肉食消化、吸收、传输时，人体津液就会积聚在经脉不顺畅的部位，久而久之就易生痰湿。

中医把"痰"分成两种：一种是咳出来的痰，这是有形之痰，人们平时说的痰就是有形之痰；还有一种痰，是人体内黏稠的液体，是无形之痰，无形之痰就是人体内过重的湿气，或者身体无法全部代谢出去的营养物质。这些湿气或营养物质长期滞留在体内，会逐渐变得黏稠，阻碍气血的正常运行。通常，中医说一个人痰湿重，指的是他体内的痰浊之气较重，并不是说他咳嗽有痰。

痰湿体质的孩子常见症状表现为：食欲差，食量不多，平时嗜食肥甘及口味重的食物；体形肥胖，汗多黏腻，肢体酸困沉重，常感觉脸上有

痰湿体质的孩子
为何舌体胖大，舌苔白腻

湿浊蕴结、阳气被遏制

体内湿邪无法代谢出去，最终造成脾阳虚，无法消化吸收食物，进而导致水液失于布散而生湿酿痰。湿气会使舌头水肿、胖大；湿气过重变成痰湿，舌苔就会变腻。

一层油；嘴里常有黏黏的或甜腻的感觉，喉中有痰；大便溏薄或泄泻，小便浑浊、量少。

痰湿体质的孩子舌象特征表现为：舌体胖大，舌苔白厚黏腻。

其他身心特征

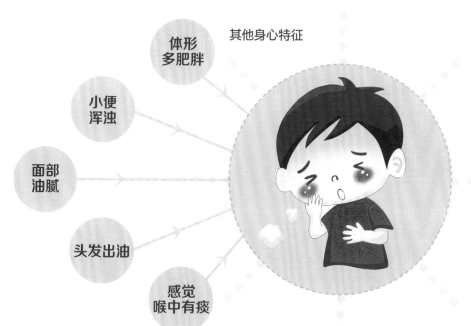

体形多肥胖

小便浑浊

面部油腻

头发出油

感觉喉中有痰

痰湿体质的孩子 会出现哪些舌象

　　舌体胖大，舌苔白厚黏腻是痰湿体质的典型舌象表现。在看舌象时，如果能结合其他症状表现一同观察，结果会更加准确。如舌诊时同时观察孩子的体形是不是肥胖，了解孩子有没有经常吃甜食或油腻食物，另外还要注意观察皮肤是否有油腻的情况。

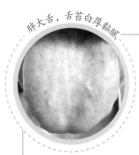
胖大舌，舌苔白厚黏腻

痰湿阻滞型

舌象特征：舌体胖大，舌苔白厚黏腻。

舌象诊断：这是典型的痰湿体质，舌体胖大，舌苔白厚说明脾虚导致水饮痰湿阻滞造成水液潴留；舌苔黏腻，说明体内有湿气。

对症调理：调理痰湿首先要化痰。一般用中药化痰效果比较好，可以选择二陈汤，能够燥湿化痰、温肺降逆。体内痰湿较重的孩子，平时还可以多吃点白菜，可有效地降气化痰，或者吃点杏仁，因为杏仁有行气的作用。

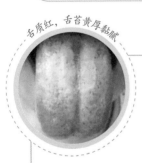
舌质红，舌苔黄厚黏腻

痰湿有内热型

舌象特征：舌质红，舌苔黄厚黏腻。

舌象诊断：舌苔很厚，并且黏腻，说明体内有痰湿；舌质红，舌苔黄说明湿气长久未除变成湿热。

对症调理：痰湿有热，多说明积食导致积滞化热。这个热会藏在湿气下面，要先给孩子除湿气，才能有效清热。家长可以给孩子多吃一些有清热利尿作用的食物，如空心菜、黄瓜、苦瓜、竹笋等。不要吃生冷寒凉的食物。另外，要多让孩子进行运动，运动到出汗可以排湿气。家长经常给孩子推脾经也能帮助清除积食导致的内热。

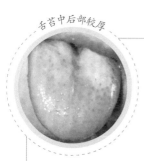

舌苔中后部较厚

体内有湿兼积食型

舌象特征： 舌质淡白，舌苔中后部较厚。

舌象诊断： 舌质淡白说明脾虚，舌苔厚说明有湿浊、食滞；中后部较厚说明脾胃消化功能不好，有积食；舌苔不腻，说明还没发展成痰湿。

对症调理： 对孩子身体的调理，饮食调理应占比较大的一部分。饮食以清淡为主，多食薏苡仁、白扁豆、冬瓜、白萝卜等祛湿利水的食物；控制甜、黏、油腻食物的摄入，如肥肉、点心、蛋糕、奶油、巧克力、糖果等。平常可以给孩子喝薏苡仁赤小豆粥，此粥具有祛湿、健脾胃的功效。积食严重者要多吃健脾消食的食物，如给孩子煮点山楂麦芽汤喝可以消食化积。

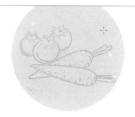 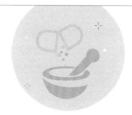 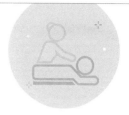

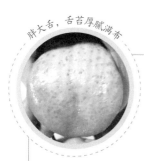

胖大舌，舌苔厚腻满布

痰湿兼积食型

舌象特征： 舌体胖大，舌苔厚腻满布舌体。

舌象诊断： 舌头胖大，舌苔厚腻是典型的痰湿；舌苔布满整个舌头说明孩子有严重的积食。

对症调理： 饮食清淡，少吃寒凉之品。无论孩子是痰湿体质，还是体内有积食，家长都要注意让孩子饮食清淡，不要给孩子吃寒凉的东西，否则会加重脾胃的负担，增加体内的寒湿之气。家长也可以给孩子吃大山楂丸或保和丸，可有效消除积食，调理脾胃。如果孩子的脾胃功能调理好了，积食、痰湿自然也就缓解了。

孩子是痰湿体质，应该怎样调理

"脾为生痰之源，肺为贮痰之器"，体内湿气重的根源主要在于脾和肺。湿是脾肺两虚、脾不健运的病理产物。痰湿体质的孩子要以补脾益肺、利水祛湿为调理原则。

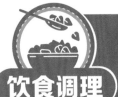

饮食调理

痰湿体质的孩子可从健脾、化痰、利湿三个方面来调理，多吃化痰祛湿、健脾的食物，如白扁豆、燕麦、薏苡仁、赤小豆等。

薏苡仁赤小豆粥

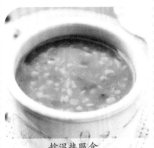

趁温热服食。

薏苡仁、赤小豆各50克。将薏苡仁、赤小豆分别洗净，用清水浸泡6~8小时。将泡好的薏苡仁、赤小豆放入锅中，加适量清水，大火煮沸后，转小火煮至熟烂即可。

功效
此粥利水祛湿、清热消肿的效果较好，适合脾虚湿盛的孩子。

山药扁豆糊

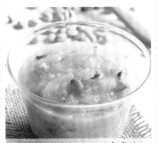

白扁豆要蒸熟，否则有毒性。

山药50克，白扁豆、白糖各20克。山药去皮洗净，上锅蒸熟后研成泥状。白扁豆洗净，放入碗中，加水蒸熟。将山药泥、白扁豆混合，加入白糖拌匀即成。

功效
此糊可以健脾除湿、补气，适合痰湿体质的孩子。

桃仁鲫鱼汤

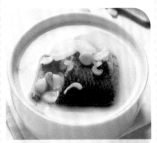

橄榄油烹调更健康。

桃仁10克，鲫鱼1条，葱末、生姜片、盐、高汤各适量。桃仁洗净；鲫鱼处理好，剁块略氽，与桃仁、生姜片一起放入砂锅中，加高汤煮沸。开中火煮至鲫鱼肉软烂，加葱末、盐调味即成。

功效
此汤具有健脾利湿、消除水肿的功效，但感冒发热的孩子不宜食用。

中药调理

痰湿体质的孩子应以健脾祛湿为调理原则。生活中可以根据孩子的痰湿属性来对症用中药进行调理，也可吃一些药膳或喝一些中药茶饮。

燥湿化痰、温肺降逆

临床常用于治疗慢性支气管炎、慢性胃炎、呕吐等痰湿证。

二陈汤

半夏、橘红各150克，茯苓90克，炙甘草45克。以上药材研成粗散，每次服12克，用150毫升水，加入生姜7片，乌梅1个。煎至90毫升，去渣取汁，温服。

半夏

● 性温，味辛，归脾经、胃经、肺经。

✓ 具有燥湿化痰的功效。

✗ 阴虚燥咳、津伤口渴的孩子忌用。

祛湿健脾、养心安神

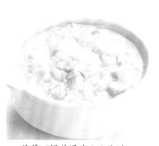

茯苓可提前浸泡2~3小时。

茯苓粥

茯苓15克，大米50克。将大米和茯苓同入锅中，加适量水，同煮成粥即可。

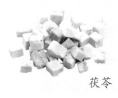

茯苓

● 性平，味甘、淡，归心经、肺经、脾经、肾经。

✓ 适用于胃强脾虚的孩子。

燥湿健脾、理气护肝

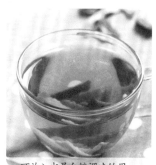

可放入少量白糖调味饮用。

陈皮水

陈皮1~2克。将陈皮放入杯中，加入热水冲泡，温服。

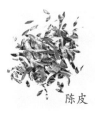

陈皮

● 性温，味苦、辛，归肺经、脾经。

✓ 适用于脾虚湿困的孩子。

✗ 孩子不宜过量饮用。

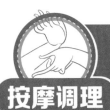
按摩调理

痰湿体质的经络调养原则应以健脾益气、利湿化痰为主，可选择腹部周围穴位，如中脘、关元、天枢等穴位进行按摩。

摩腹

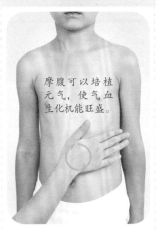

摩腹可以培植元气，使气血生化机能旺盛。

用掌心顺时针摩腹5分钟左右。

揉脐

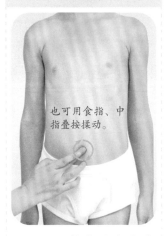

也可用食指、中指叠按揉动。

用中指指腹在肚脐处轻轻揉动2分钟左右。

揉中脘

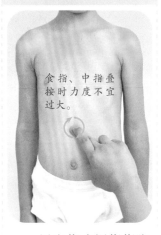

食指、中指叠按时力度不宜过大。

用中指或拇指指腹回旋揉中脘4分钟左右。

揉关元

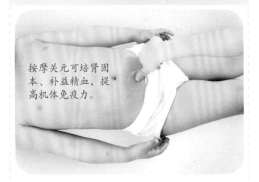

按摩关元可培肾固本、补益精血，提高机体免疫力。

用拇指指腹轻揉关元1分钟左右。

揉天枢

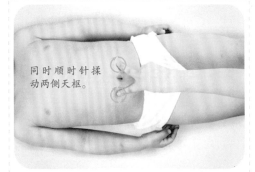

同时顺时针揉动两侧天枢。

把食指和中指分别置于两侧天枢，同时揉3分钟左右。

日常护理

有痰湿的孩子若不注意生活细节，容易加重湿气症状，影响日常生活与学习。室内应注意多开窗通风，尽量避免淋雨等，也可以在室内摆放一些干燥除湿剂。

晒太阳的时间宜选择上午10点左右或下午4~5点。

可以靠晒太阳补阳气

晒太阳能够帮助孩子补充阳气，阳气足了，湿气自然就少了。太阳是人体阳气的直接或间接来源，身体能抵御住外界的侵袭，各种功能的正常运行等，都必须以充足的阳气作为基础。多晒太阳对于舌苔白腻的痰湿体质者大有好处。

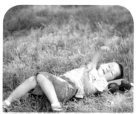

饭后半小时之内不宜给孩子泡脚。

每日泡脚有助于排湿气

家长可以每晚睡前给孩子泡脚，泡到身体微微出汗，这样有利于湿气的排出。还可以经常泡热水澡或蒸桑拿，以全身微微发红为度，这样有利于发散湿气。

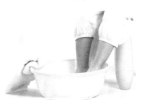

带孩子运动可选择游泳、骑自行车、打球等。

运动是改善痰湿体质的关键

中医认为，运动可以调节气机，保持气血通畅，从而推动津液的运行，减少痰湿形成。运动还可以促进发汗，帮助身体将体内痰湿垃圾排出体外。

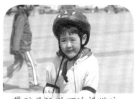

孩子应少吃甜腻的食物。

少吃甜食或油腻的食物

中医认为，脾喜甜恶酸，若放任孩子吃过多甜食，则会伤害到脾，这在中医上叫"滋腻碍脾"。食物太油腻，孩子脾胃消化不了，就容易转化为痰。如果又同时吃了肥肉、油炸食品，就会助湿生痰，加重痰湿症状。

痰湿体质的孩子易患病症与调养

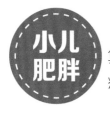

小儿肥胖

小儿肥胖是指体内脂肪积聚过多，体重超过按身长计算的平均标准体重 20% 的儿童，小儿肥胖是常见的营养性疾病之一。

小儿肥胖的发病原因

造成小儿肥胖的原因很多，除了遗传原因外，主要的原因还是在于家长平时给孩子摄入的脂肪过多，加上运动又少，所以才会导致脂肪积聚过多。

中医认为，小儿肥胖是暴饮暴食、劳逸不当等使脾胃运化功能失常，痰湿积聚于体内所致。由于经济条件的改善，家长给孩子吃太多的高营养食物，很多是孩子不需要的，最终造成孩子脏腑失常，脾无力运化，进而患上肥胖症。

⊕ 小儿肥胖还有其他原因

〉缺乏运动

肥胖一旦形成，由于身体行动不便，便不愿意活动，导致体重日增，形成恶性循环。

〉遗传因素

肥胖症有一定的家族遗传倾向，双亲肥胖，子代 70%~80% 会出现肥胖；双亲之一肥胖，子代 40%~50% 出现肥胖；双亲均无肥胖，子代近 1% 出现肥胖。

小儿肥胖的症状

孩子稍微肥胖属于正常现象，但一旦发展成肥胖症，并影响正常生活时就要注意了。

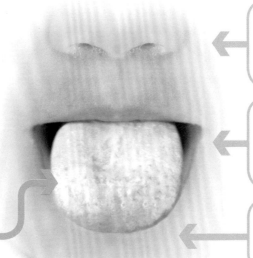

典型症状
食欲旺盛、喜食油腻和甜食、懒于活动、体态肥胖。

身心表现
反应慢、活动受限、缺乏自信，易产生自卑、抑郁等不良情绪。

舌象特征
舌质淡红，苔白腻。

严重症状
可能患上高脂血症、脂肪肝、高血压等。

小儿肥胖的饮食原则

小儿肥胖很大的原因是高热量的食物摄入太多，如油炸食品、含糖分高的食品等。这些食物摄入过多，容易导致孩子肥胖。所以，家长要控制孩子高热量食物的摄入。

小儿肥胖的调理主要是减少高热量食物的摄入和增加机体对热能的消耗，使体内的脂肪不断减少，体重逐渐下降。首先，要矫正孩子不良的饮食习惯，如晚餐过饱、吃夜宵、偏食、吃零食、进食太快等，避免因不良饮食习惯导致的肥胖。其次，可以通过饮食疗法进行调理，由于孩子正处于生长发育阶段以及肥胖治疗的长期性过程中，推荐低脂、低碳水化合物和高蛋白的膳食，这样既能保证营养的供给，又能减少热量的摄入。

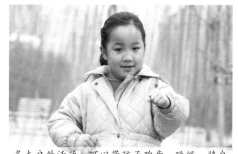

多去户外活动，可以带孩子跑步、跳绳、骑自行车等。

多进行体育锻炼

肥胖容易使孩子产生自卑心理，建议家长多带孩子做一些运动，进而慢慢减轻体重。

不同阶段的护理原则

肥胖可导致多种疾病，还会导致孩子反应变慢，大脑不灵活，学习成绩下降，活动受限，关节变形等。家长应积极护理，帮孩子告别肥胖。

对于婴幼儿，出生后4个月内不添加固体食物。每月测量体重并记录，如果发现孩子体重增长过速，要少给或晚给固体食物，尤其是谷类，代之以水果和蔬菜。

对学龄儿童和青春期少年，孩子自我意识和自我控制能力逐渐完善，加强营养教育和健康教育十分重要，要宣传营养知识，引导正确的食物选择，鼓励肥胖的孩子多吃水果和蔬菜，去除或减少饮食中多脂、多糖的食物成分。每天进行至少30分钟中等强度的体育运动或体力活动。

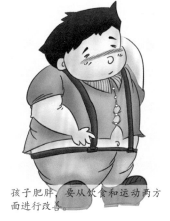

孩子肥胖，要从饮食和运动两方面进行改善。

不主张短期快速减重

对已经肥胖和潜在肥胖的孩子要进行综合性干预措施，包括饮食调整、运动锻炼，但不主张采取饥饿、手术等手段进行短期快速减重。

孩子肥胖应该吃什么

家长应合理控制孩子热量的供给，膳食供给的能量必须低于机体实际消耗量，以形成能量负平衡，辅以适当的体力活动，增加能量的消耗。

孩子在减肥期间，不要吃脂肪过高的食物，如奶酪、巧克力等。烹饪时尽量避免油炸、煎等需要用到大量食用油的方式，应选用煮或蒸。不要食用碳水化合物过高的食物，如糖果、糕点等甜食，过多的碳水化合物容易转化为脂肪。同时增加高蛋白如豆类、蛋、奶、鱼、瘦肉等食物的摄入，增加新鲜水果蔬菜的摄入。

拌黄瓜

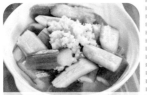

给孩子吃也可不放蒜。

食材： 黄瓜 1 根，大蒜 3 瓣，盐、醋、香油各适量。

做法： 大蒜去皮，拍碎；黄瓜洗净，拍碎。将黄瓜、大蒜、盐、醋放入碗中，搅拌均匀，滴入香油即可。

功效

这道菜热量低，爽脆可口，食欲较好的孩子可以适量多吃点。

白萝卜肉丝汤

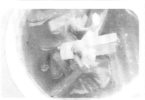

也可将瘦肉剁成肉末。

食材： 白萝卜 200 克，瘦肉 100 克，料酒、盐、油各适量。

做法： 白萝卜、瘦肉洗净，切丝。热锅倒油，放肉丝炒香，加料酒；加适量水大火煮开后，撇浮沫，加盐，放白萝卜丝，中火炖 5 分钟，白萝卜丝炖烂后出锅。

功效

白萝卜可下气消食、除痰润肺，促进胃肠蠕动，减少食物在体内存留的时间。

冬瓜炒虾皮

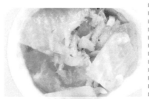

选择新鲜的虾皮。

食材： 冬瓜 300 克，虾皮 60 克，葱末、姜末、蒜末、油、盐各适量。

做法： 冬瓜洗净，去皮切片；虾皮洗净。油锅烧热，放葱末、姜末、蒜末炒香；将冬瓜片倒入锅中煸炒，加小半碗水和适量盐；大火烧冬瓜，微烂后倒入虾皮，炒匀即可。

功效

冬瓜肉质细嫩，味道鲜美，有利水消肿的功效，肥胖孩子可多吃。

按摩缓解小儿肥胖

每次按摩以全身微热、面红、汗出为佳。日常生活中宜配合多种形式的体能运动，效果更好。

● 拿肩井

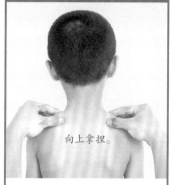

向上拿捏。

用两手拇指分别与其余四指相对拿住肩井，向上拿捏2分钟左右。

● 摩腹

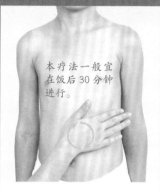

本疗法一般宜在饭后30分钟进行。

用掌心顺时针摩腹5分钟左右。

● 揉脐

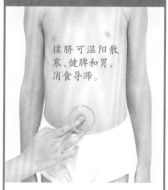

揉脐可温阳散寒、健脾和胃、消食导滞。

用食指、中指叠按在肚脐处轻轻揉动2分钟左右。

● 揉中脘

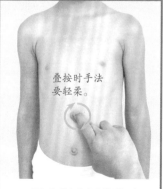

叠按时手法要轻柔。

用中指或拇指指腹回旋揉中脘4分钟左右。

● 揉关元

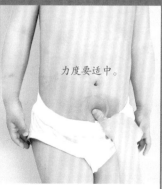

力度要适中。

用拇指或中指指腹轻揉关元1分钟左右。

● 揉天枢

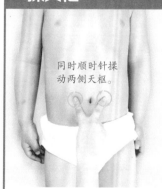

同时顺时针揉动两侧天枢。

把食指和中指分别置于两侧天枢，同时揉1~3分钟。

**咳嗽**

咳嗽是人类呼吸道发出的"咳咳"之声，是人体自我清洁气道、清除异物的保护性反射动作。但长期咳嗽可能是疾病的表现，如果不及时治疗，可能会引发支气管炎、肺炎等。

咳嗽的发病原因

中医认为：初咳在肺，久咳在脾，虚喘在肾。意思就是，孩子在咳嗽初期问题多出在肺上，是由肺气上移导致的咳嗽；而久咳可能是脾出现了问题；出现喘的症状时，可能伤及了肾。

孩子脾常不足，如果乳食积滞，水湿内停，就会酿湿成痰，而痰浊上渍于肺，就会导致咳嗽。久咳是由于痰随气升，阻于气道引起的。因此，要改善孩子长期咳嗽的症状，不仅要止咳，健脾化痰也很重要。

 孩子咳嗽还有其他原因

〉 **呼吸道有炎症**
孩子咳嗽是一种防御性保护运动，任何病因的呼吸道急慢性炎症均可引起咳嗽。

〉 **过敏性咳嗽**
孩子呼吸道对外界的过敏原产生了反应，就容易引起呼吸道痉挛，出现咳嗽的表现。

咳嗽的症状

孩子如果一直反复咳嗽不见好，一定要仔细观察症状，诊断出原因再对症用药，不可盲目使用止咳药。

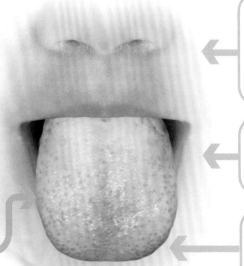

典型症状
咳声重浊、胸闷气憋、痰多且色白黏稠、嗓子里有"呼噜呼噜"的声音。

身心表现
饮食减少、面色萎黄、困倦乏力。

舌象特征
舌苔白腻或白滑为痰湿证；舌苔黄腻为湿热证。

严重症状
严重者会发展成支气管炎、肺炎等。

咳嗽的护理原则

咳嗽是孩子比较常见的症状，采用适当的家庭护理方法，能让孩子更快地恢复健康，摆脱咳嗽的困扰。

如果孩子出现久咳，就要以健脾、化痰、止咳为主。对于脾胃功能发育不完善的孩子来说，家长在为其选用补脾的食物时，可以运用平补的方法，选择性平味甘、容易消化的食物，如山药、南瓜、大枣、土豆等。

经常咳嗽容易使鼻腔黏膜发炎，如再吸入干燥空气将会使鼻腔更为不适，并且还会加重咳嗽。因此，要保持房间空气湿润，可以使用加湿器、挂湿毛巾、用水拖地板或在房间里放一盆清水等方法增加空气湿度。

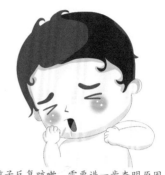

孩子反复咳嗽，需要进一步查明原因，给予针对性的处理。

为了避免孩子晚上睡觉时咳嗽，应让其取侧卧位，将头部或上身用毛巾、枕头垫得稍高一些。

不要耽误治疗时机

当孩子咳嗽持续加重，尤其是出现呼吸困难、口唇颜色异常时，应及时就医，以免耽误治疗时机。

一些疾病也会引起咳嗽

引起咳嗽的原因有很多，孩子咳嗽时家长可以通过孩子的症状表现判断所属疾病。

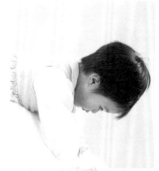

可辅助叩击或以振颤法帮助孩子咳出痰。

俯卧促使痰液排出

咳嗽和咳痰较多的孩子，可以每天晨起和睡前用被子在床上垫出一个斜坡，使孩子俯卧于斜坡上，头向下趴 10 分钟左右，可促使痰液排出。

频繁且较深的干咳，咳出白痰或黄痰，伴随着发热、呕吐、食欲下降、喉间痰鸣，可能患有急性支气管炎；犬吠样咳嗽，声音嘶哑和吸气性呼吸困难，伴随着发热、烦躁不安、出汗、口周发青，可能患有急性喉炎；阵咳明显、咳痰、喘息，伴随着持续高热、呕吐、腹痛、腹泻或腹胀，可能患有支气管肺炎；阵发性、痉挛性咳嗽，终末有鸡鸣样呼气声，伴随着低热、流涕，可能患有百日咳；初起时为轻微干咳，很快出现喘息、呼气性呼吸困难，伴随着烦躁不安、鼻翼扇动、口唇指趾青紫、出汗，可能患有支气管哮喘或哮喘性支气管炎。

孩子咳嗽应该吃什么

孩子咳嗽期间，家长要注意孩子的饮食，避免给孩子吃太甜、太咸、太辣、太凉的食物，多饮水，要以清淡的食物为主，有利于改善孩子的咳嗽症状。

咳嗽的孩子饮食以清淡为主，多吃新鲜蔬菜，如白萝卜、冬瓜；可食少量瘦肉或禽蛋类食品；水果不可或缺，但量不必多，梨、枇杷、荸荠较为适合，有润燥、化痰的功效。孩子咳嗽期间，忌食生冷寒凉饮食，包括各种冰镇饮料、凉菜等；不宜吃酸涩的食物，如乌梅、山楂等；忌食油炸类食物，如炸薯条、炸鸡翅等；少吃油脂含量过高的食物，如花生、瓜子等。

胡萝卜荸荠汤

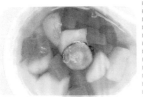

本汤不宜加调味品。

食材： 胡萝卜 100 克，荸荠 200 克，甘草适量。

做法： 胡萝卜、荸荠去皮洗净，胡萝卜切块，荸荠切半，甘草洗净。把所有材料放入锅中，加开水，大火煮沸后改小火炖 1 小时即可。

功效
荸荠有清肺止咳、生津化痰的功效，可用于缓解肺热咳嗽等。

牛肉萝卜汤

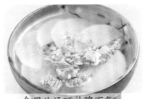

食用此汤可补脾下气。

食材： 白萝卜 250 克，牛肉 200 克，香菜末、盐各适量。

做法： 白萝卜洗净，切片；牛肉洗净，切块。将白萝卜片和牛肉块同煮，煮沸后转小火煮至肉熟，加入香菜末和适量盐即可。

功效
此汤可以化痰止咳、补脾下气，且清甜可口，适合孩子食用。

百合枇杷羹

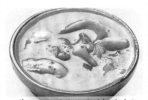

此羹适用于燥热伤肺引起的咳嗽。

食材： 鲜百合、鲜枇杷、鲜藕各 30 克，淀粉、白糖各适量。

做法： 将百合、枇杷、鲜藕分别洗净，枇杷去皮、去核，百合掰片，鲜藕切片。所有食材放入锅中，加适量水同煮，将熟时加入适量的淀粉调匀成羹，加白糖调味，可随时食用。

功效
此羹可滋阴润肺、止咳化痰。

按摩缓解咳嗽

　　小儿咳嗽乃肺气上逆，肺失清肃所致。推拿可激发孩子身体自愈力，起到清肺止咳、排痰的功效，是一种有效的缓解手段。

• 补肺经

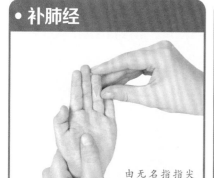

由无名指指尖向掌面末节横纹方向推。

　　左手固定孩子手腕，右手食指、中指、无名指并拢呈凹槽状固定住孩子无名指，右手拇指自孩子指尖推至无名指掌面末节横纹，推3~5分钟。

• 推膻中

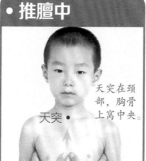

天突在颈部，胸骨上窝中央。

天突

　　用拇指桡侧缘或食指、中指指腹自膻中向上直推至天突100次。

• 运内八卦

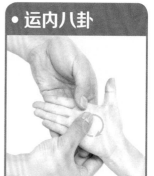

此手法具有宽胸利膈、理气化痰、行滞消食的作用。

　　用拇指指端按顺时针方向掐运内八卦100~300次。

• 按揉乳旁、乳根

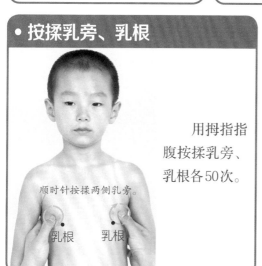

顺时针按揉两侧乳旁。

乳根　　乳根

　　用拇指指腹按揉乳旁、乳根各50次。

• 总收法

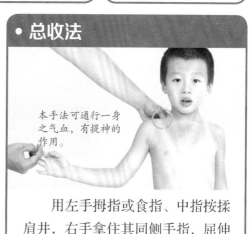

本手法可通行一身之气血，有提神的作用。

　　用左手拇指或食指、中指按揉肩井，右手拿住其同侧手指，屈伸肘腕并摇动其上肢20次左右。

哮喘是一种表现为反复发作性咳嗽、喘鸣和呼吸困难的呼吸道疾病。哮喘的发生与环境因素密切相关，近年来，由于环境污染严重，哮喘的发病率逐渐上升。

哮喘的发病原因

哮喘是儿童时期较常见的慢性呼吸道疾病，是气道的一种慢性炎症性疾病。尤其是一接触到过敏原，容易诱发哮喘发作，对易感者可引起广泛且可逆的不同程度的气道阻塞症状。

中医认为，哮喘是由生活中某些诱因引动体内伏痰而发生的。当接触某些特定诱发因素，如有些孩子吸入花粉，或吃了鸡蛋、海鲜等，甚至还有些孩子吸入冷空气，或者孩子情绪不佳、过度劳累等，都会引动体内伏痰。痰随气升，气因痰阻，痰气交阻，使气道阻塞，就会引发哮喘。

孩子哮喘还有其他原因

〉环境因素

哮喘是慢性呼吸道疾病，在很大程度上受环境影响，如空气污染、环境潮湿等。因此，要减少室内能产生异体蛋白的来源，减少室内灰尘，减少螨虫滋生等。

哮喘的症状

哮喘的临床表现为反复发作性喘息、呼吸困难、胸闷、咳嗽，常在夜间与清晨发作，症状多数可自行缓解，但有些必须经过治疗才能好转。

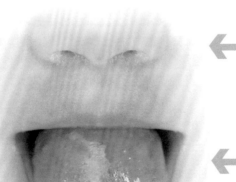

典型症状
气喘、咳嗽、喉间痰鸣、咳痰稠黄、出汗多、发热、便秘等。

身心表现
面红、口干、容易疲劳。

舌象特征
舌质淡红，苔薄；或舌质红，剥落苔。

严重症状
呼吸骤停、呼吸衰竭、生长发育迟缓。

哮喘的注意事项

哮喘的治疗目标是预防和控制发作，减少发作次数，减轻发作程度，使孩子生长发育不受影响。

有哮喘的孩子，要注意保暖，防止感冒，增强身体抵抗力；饮食要清淡，不贪吃肥甘厚味的食物；避免接触有刺激性的气体、粉尘等过敏原；多喝白开水，尽量不要喝绿茶、菊花茶等。

哮喘发作时，家长应及时将孩子送往医院，进行抗炎平喘的治疗；缓解期时，应当严格遵医嘱，继续吸入维持量的糖皮质激素，避免接触诱发因素，如寒冷刺激、感冒、接触过敏原等。在临床中，不管是发作期还是缓解期，中药对于哮喘都有不错的治疗效果。

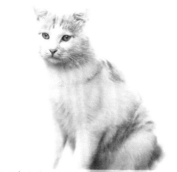

家里有患哮喘的孩子，家长不要养容易掉毛的宠物，如猫、狗等。

避免接触过敏原

应尽量避免让患有哮喘的孩子接触过敏原，比如毛发、粉尘、花粉、海鲜等，以防哮喘发作。

预防因过敏引起的哮喘

孩子得了哮喘，一定要查过敏原。尽量找出孩子对什么过敏，避免接触这些过敏原，减少过敏引起的哮喘发作。

大多数哮喘的孩子，过敏原不止一两种。如果孩子做过敏原检测提示对螨虫过敏，家长需要经常对家里的被褥、床单、枕套等螨虫容易寄生的物品进行高温清洗、暴晒；尽量不要给孩子买毛绒玩具。有的孩子对花粉过敏，每到春季时就会诱发哮喘，建议孩子外出时戴上口罩以减少花粉的吸入。如果孩子对海鲜类、牛奶、鸡蛋过敏，除了应当避免吃这些食物外，也应尽量避免进食相关的加工食品。如果孩子对某种药物过敏，应及时告知医生，避免使用此类药物。

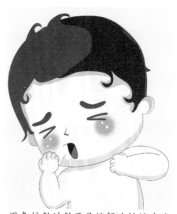

避免接触过敏原是缓解过敏性哮喘的关键。

注意哮喘的先兆

哮喘应及早发现发作先兆，如喉痒、胸闷、干咳等，按医嘱立即使用解痉平喘的喷雾吸入剂。

孩子得了哮喘应该吃什么

哮喘的反复发作会影响到孩子的健康和发育，对孩子日常生活也会造成影响。因此，得了哮喘的孩子需要家长更细心的照顾。

哮喘的孩子平时应多喝水，多吃新鲜的蔬菜和水果，避免吃辛辣刺激及容易致敏的食物。哮喘实喘热证者，饮食宜清淡，多吃梨、枇杷等新鲜水果，使大便通畅，减轻喘促；虚喘则宜进食滋养补益性食物，如鸡肉、鱼肉、鸭肉等。

苏子桃仁粥

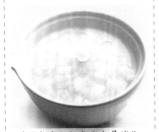

苏子打成细粉煮粥容易消化。

食材： 苏子、桃仁各10克，大米100克，白糖适量。

做法： 将原料洗净，加水煮至粥稠，撒入白糖即可。

功效
此粥可顺气化痰、活血化瘀，适用于气喘、呼吸不畅等症。

饴糖萝卜汁

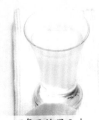

可每天饮用2次。

食材： 白萝卜500克，饴糖100毫升。

做法： 白萝卜洗净，切碎，以纱布绞汁。每次取白萝卜汁30毫升，调加饴糖20毫升，再加开水适量，搅匀即可饮用。

功效
此汁饮可祛痰下气，适用于气喘较重、咳嗽、咳痰等症。

大枣炖南瓜

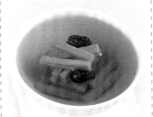

大枣宜去核，以防枣核卡喉。

食材： 南瓜300克，大枣6颗，红糖20克。

做法： 南瓜去皮、去瓤，洗净，切长条；大枣洗净。南瓜条、大枣放入砂锅中，加水和红糖，大火煮开转小火炖至南瓜熟透即可。

功效
此汤有止咳平喘的功效，适用于脾气亏虚型哮喘的孩子。

按摩缓解哮喘

除了饮食疗法，家长还要掌握一些有效的推拿按摩手法。这样不仅在发作期对平喘止咳有辅助作用，在缓解期也能帮助孩子调理身体，提高孩子身体抵抗力，从而起到保健作用。

擦头项之交

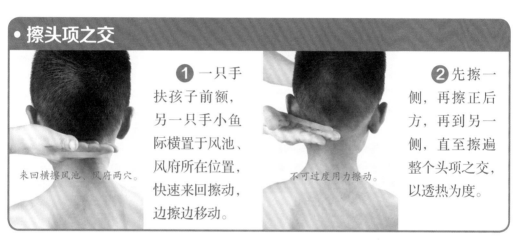

来回横擦风池、风府两穴。

1 一只手扶孩子前额，另一只手小鱼际横置于风池、风府所在位置，快速来回擦动，边擦边移动。

不可过度用力擦动。

2 先擦一侧，再擦正后方，再到另一侧，直至擦遍整个头项之交，以透热为度。

开璇玑

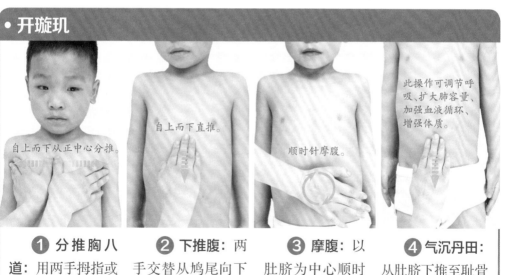

自上而下从正中心分推。

自上而下直推。

顺时针摩腹。

此操作可调节呼吸、扩大肺容量、加强血液循环、增强体质。

1 **分推胸八道**：用两手拇指或四指，同时从璇玑自上而下，依次从正中心分推至季肋部8次。

2 **下推腹**：两手交替从鸠尾向下经中脘直推至肚脐10余次。

3 **摩腹**：以肚脐为中心顺时针摩腹1~2分钟。

4 **气沉丹田**：从肚脐下推至耻骨联合1分钟。

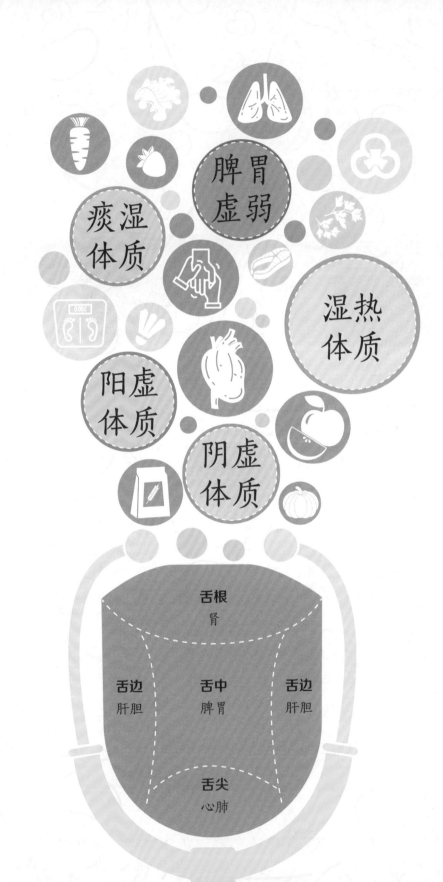

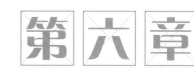

第六章

湿热体质的孩子，舌质红，舌苔黄腻

湿热体质的孩子体内的湿和热是并存的，湿多为脾胃积滞所致，热多为肝胆久郁所致。家长只有了解什么是湿热体质，才能对孩子进行有效的调理。

本章重点分析了孩子湿热体质的原因与舌象特征，以及湿热体质容易引起的儿童常见疾病，并从饮食、中药、按摩、护理等方面给出科学的调理建议。

孩子为什么是湿热体质

　　湿热体质通常是由肝胆久郁化热、脾胃积滞化湿、脾胃功能紊乱导致的。湿热中的湿与热是同时存在的，或因夏秋季节天热湿重，湿与热共同侵入人体，或湿久留不除而化热，或因阴虚阳亢而使湿"从阳化热"。

　　湿热体质的孩子常因家族遗传、嗜食肥甘、环境等原因，导致体内（尤其是胃肠道）多余的湿和热混合在一起。就像油和面裹在一起，又像是经过大雨暴晒后的草垛，有湿气，温度又高，又闷又潮又热。

　　先天脾胃虚弱的孩子，容易招惹湿气，遇到湿热环境或遇到热性疾病，便容易发展为湿热体质。

　　湿热质和痰湿质有点儿相似，在外观上其实比较容易辨认。痰湿的孩子脸上总是有油，而湿热的孩子脸上经常长

舌象特征

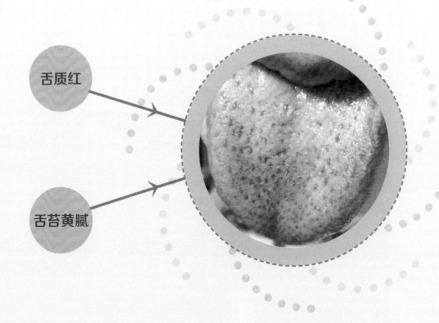

舌质红

舌苔黄腻

痘。有的人认为，长痘不一定是坏事儿，年纪小可能是"青春痘"。其实这也可能是因为体内的湿热过重，里面又不"通风"，只好变成痘痘往外冒。这种体质的孩子往往爱吃容易上火的食物，越吃热越重，痘痘就越多。

湿热体质的孩子常见症状表现为：面部和鼻尖总是油光发亮；脸上、身上容易长痘，皮肤瘙痒；性情急躁，容易发怒；嘴里有异味；大便黏滞不爽，小便发黄。

湿热体质的孩子舌象特征表现为：舌质红，舌苔黄腻。

湿热体质的孩子
为何舌质红，舌苔黄腻

湿、热交杂在一起

湿热体质的舌象包含了两个特点：一个是湿的舌象，因湿气不能运化，滞留在体内形成水湿，体内有水湿，舌象是黏腻的状态；另一个是热的舌象，体内有热，血流速度快，舌质呈红色，热气熏蒸舌苔，所以舌苔多见黄色。

其他身心特征

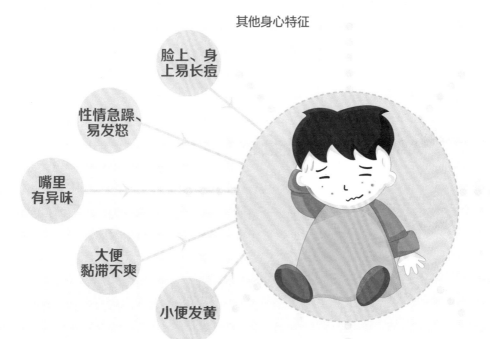

脸上、身上易长痘

性情急躁、易发怒

嘴里有异味

大便黏滞不爽

小便发黄

湿热体质的孩子
会出现哪些舌象

　　舌质红，舌苔黄腻是湿热体质的典型舌象表现。湿热体质的孩子头发油腻、眼睛分泌物多、有口气、汗味大，给人一种不清爽、黏浊的感觉。

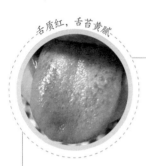

舌质红，舌苔黄腻

湿热内蕴型

舌象特征： 舌质红，舌苔黄腻。

舌象诊断： 舌质红，舌苔黄，说明体内有热；腻苔说明湿浊蕴结，体内阳气被遏制。

对症调理： 平时应避免进食辛辣油腻的食物。这类食物容易加重身体内热，从而引起身体诸多的不适。 常见的辛辣、油腻食物有：葱、蒜、生姜、辣椒、肥肉、蛋糕、油炸食品等。饮食要以清淡为主，多食绿豆、冬瓜、莲藕、荸荠等甘寒、甘平食物。

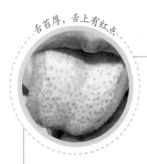

舌苔厚，舌上有红点

湿热兼积食型

舌象特征： 舌苔厚且遍布整个舌体，舌头上有小红点。

舌象诊断： 舌苔厚且布满舌体，说明体内有湿气和积食；舌头有红点说明热邪内结肠胃，进而损伤津液。

对症调理： 积食的症状可以多吃一些助消化的食物，如山楂、白萝卜等。体内有热的孩子可以喝竹叶青茶，能够使湿热从二便中排泄出来。竹叶青茶中的淡竹叶清心火、清胃火、利小便，可以起到通利化湿以清热的作用。

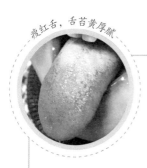

瘦红舌，舌苔黄厚腻

湿热较重型

舌象特征：瘦红舌，黄厚腻苔。

舌象诊断：舌体瘦红可能是由热盛伤阴或阴虚火旺导致的；舌苔黄厚黏腻，多为痰热、湿热、暑热之邪内蕴所致。

对症调理：调理以化湿清热为主要原则。孩子体内水湿内停，热毒上泛，可以多按摩身体上的穴位排出湿气。按摩承山穴有很好的除湿气的作用，可用拇指指腹反复按揉此穴。还可以用薏苡仁、赤小豆、冬瓜等煮水给孩子喝，可以祛湿清热。

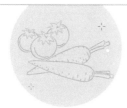 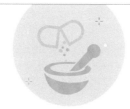 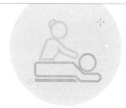

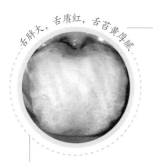

舌胖大，舌质红，舌苔黄厚腻

湿热兼脾虚型

舌象特征：胖大舌，舌体两边有齿痕，舌质发红，舌苔黄厚腻。

舌象诊断：胖大舌，舌体两边有齿痕是因为脾虚导致体内水湿内停，水分过多引起的；舌质发红，舌苔黄厚腻，说明体内有湿热蓄积。

对症调理：脾虚的孩子一定不要熬夜。熬夜会导致脾胃受损，本身是湿热体质，脾胃一旦出现功能下降更加容易将湿热滞留在体内，长此以往会加重体内的湿热，引发身体诸多不适。每天让孩子养成规律的睡眠时间，久而久之就会形成习惯。另外，可以每天让孩子做一些运动，以出汗为宜，以助湿气排出。

孩子是湿热体质，应该怎样调理

湿热体质的孩子多因湿邪、暑气，或寒邪化热，或气郁化火，或积滞化热导致，调理应以祛湿除热为主。

饮食调理 对于湿热体质的孩子，平时要养成良好的饮食习惯，不暴饮暴食，不吃或少吃肥甘厚腻的食物。调理方法是多吃一些祛湿除热、清利化湿的食物。

苦瓜薏苡仁排骨汤

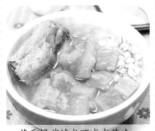

苦瓜提前焯水可减少苦味。

排骨 300 克，苦瓜 100 克，薏苡仁 50 克。排骨切块，薏苡仁泡 2 小时，苦瓜切块；排骨焯水，与姜片、薏苡仁一起放入砂锅，加适量水；大火烧开转小火煲 1~2 小时，放入苦瓜，加盐煲 20~30 分钟。

功效

此汤有清热利湿、运脾健胃的功效，脾胃虚寒的孩子不宜食用。

冬瓜皮汤

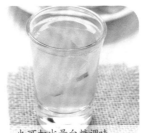

也可加少量白糖调味。

冬瓜皮 60 克。将冬瓜皮洗净，切小块，然后加适量水煎煮至冬瓜皮烂熟成汤即成。

功效

冬瓜皮性凉，具有利水消肿、清热解暑的功效，适合湿热体质的孩子食用。

小米山药粥

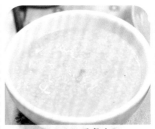

可给孩子做早餐食用。

山药 45 克，小米 50 克，白糖适量。将山药洗净，削皮，切小块；小米洗净，放入锅中，加适量水，煮 5 分钟；放入山药，大火煮 5 分钟后改小火煮 15 分钟，最后放入适量白糖调匀即可食用。

功效

此粥有和中利湿、健脾益胃的效果，湿热体质的孩子可以经常食用。

中药调理

湿热体质一般要分湿重还是热重。湿重的孩子以化湿为主，可选用六一散、三仁汤、平胃散等；热重的孩子以清热为主，可选用连朴饮、茵陈蒿汤。

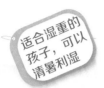

适合湿重的孩子，可以清暑利湿

六一散

为中药方剂，主要由滑石粉和甘草以6:1的比例组合而成，为清暑利湿的中成药。外用，撒在患处，可治痱子；内服用于缓解暑热身倦、口渴泄泻、尿黄量少等。

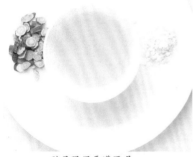

孩子服用要遵医嘱。

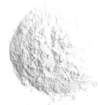

滑石粉

● 性寒，味甘、淡，归膀胱经、肺经、胃经。

✓ 清热渗湿、收湿利窍。

✗ 小便清长患儿和孕妇忌服此方。

适合热重的孩子，可以清热化湿、理气和中

连朴饮

制厚朴6克，川连（姜汁炒）、石菖蒲、制半夏各3克，香豉（炒）、焦栀子各9克，芦根60克。水煎，去渣取汁，温服。

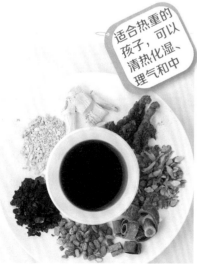

此方主要用于缓解湿热体质引起的伤寒、急性胃肠炎等症。

川连

● 性寒，味苦，归心经、脾经、胃经、肝经、胆经、大肠经。

✓ 能泻火燥湿、杀虫解毒。

✗ 脾胃虚寒患儿慎用。

按摩调理

如果是湿热体质，需要祛湿清热并用，健脾祛湿使热无所附。用按摩的方法振奋阳气，阳气盛则湿气得化。

清肝经

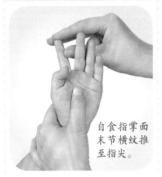

自食指掌面末节横纹推至指尖。

用拇指指腹自孩子食指掌面末节横纹起推至指尖 100 次。肝经宜清不宜补，若需补时，常用补肾经代之。

推脾经

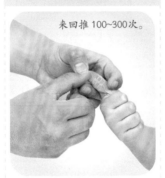

来回推 100~300 次。

由指尖向指根方向直推脾经 100~300 次为补脾经；反之为清脾经。补脾经和清脾经，合称推脾经。

清胃经

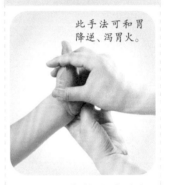

此手法可和胃降逆、泻胃火。

用拇指指腹自掌根推至拇指根 100~300 次。

按揉三阴交

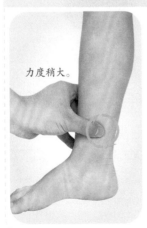

力度稍大。

用拇指或食指指腹按揉三阴交 200 次左右。此手法能够活血通络、清利湿热、利尿通淋、健脾助运。

按揉丰隆

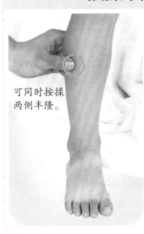

可同时按揉两侧丰隆。

用拇指或食指指腹按揉丰隆 30~50 次，能够化痰除湿。

日常护理

湿热体质的孩子，需要清胃肠之热，化脾经之湿。日常生活中，家长要在孩子的饮食和情绪方面多加注意。

夏季更应清热利湿

苦瓜可清热消暑、养血益气、补肾健脾、滋肝明目。

夏季要给孩子补充足够的蛋白质、维生素、矿物质和水分，还需多吃一些清热利湿的食物。其中，清热的食物宜在盛夏时吃，而利湿的食物宜在长夏时吃。西瓜、黄瓜、苦瓜、丝瓜、芹菜、番茄、薏苡仁、绿豆、乌梅、草莓和豆腐等寒凉食物都是夏季不错的食物。

呼吸训练有助于调理脾胃

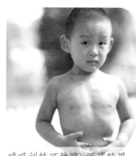

呼吸训练可健脾，调节肠胃。

六字诀养生法中的"呼""嘻"字诀，有健脾、清热、化湿的作用，孩子可经常练习。放松站立，先呼"呼"音至气尽，然后再缓缓吸气至满；再呼"嘻"音至气尽，然后缓缓吸气至满。运动时应避开酷暑炎热天气，这样有利于调理脾胃，逐步起到清热化湿的作用。

注意调节孩子的情绪

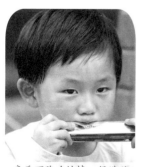

音乐可陶冶性情，促进孩子性格健全发展。

湿热体质的孩子性情较急躁，常心烦易怒。中医认为，五志过极，易于化火。即过度的急躁、心烦不仅不能改善湿热体质，反而会助火生热，加重症状。因此，对于湿热体质的孩子，家长要帮助其学会舒缓情志，掌握化解和释放不良情绪的方法。可以给孩子多听一些舒缓、悠扬并具有镇静作用的音乐，或者学习一种乐器，能够使孩子陶冶情操，愉悦身心。

湿热体质的孩子易患病症与调养

湿疹

孩子出生后皮肤接触空气，用肺进行呼吸，同时开始进食。小儿脏腑功能不全，机体容易出现过敏反应。脏腑功能不全容易内生水湿，郁结肌肤表面，形成湿疹，好发于发际、面颈、四肢屈侧、阴囊，严重时累及全身，2岁以内小儿多见。

湿疹的发病原因

如果孩子脾胃虚弱，吃进去的食物吸收较慢，又无力排出废物，长期堆积在体内，非常容易形成湿气。这种情况下，孩子会处于虚胖的状态：看着很胖，但是一运动就喘，浑身是汗。如果长期处于这种状态，孩子的生长发育也会出现问题。湿气重的孩子，也容易出现湿疹等各种皮肤问题，这也是困扰家长的一个重要问题。其实，这个问题从根本上看，与脾胃虚弱关系密切。

 **孩子患湿疹
还有其他原因**

〉**过敏也是主要原因**

婴幼儿湿疹与过敏有密切联系。孩子的消化道屏障和皮肤屏障发育不全，很容易对一些食物以及外界气候或环境因素产生过敏反应，进而诱发湿疹。

湿疹的症状

孩子患了湿疹，全身瘙痒难忍，出现大片红色丘疹。舌象常表现为舌体瘦小，呈深红色，舌苔薄白。

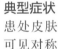

典型症状
患处皮肤瘙痒难忍，可见对称性小米粒大小红色丘疹，中间有小水疱和红斑。

身心表现
时常哭闹不安，搔抓摩擦。

严重症状
由于搔抓皮损，呈明显的点状渗出及小糜烂面，边缘不清。如继发感染，炎症更甚，可形成脓疱、脓痂、毛囊炎等。

舌象特征
舌体瘦小，呈深红色，舌苔薄白。

湿疹的护理原则

　　患湿疹的孩子皮肤比健康孩子更敏感，家长不应该按照正常孩子的需求来照顾患儿。在穿衣、饮食等方面，家长都要做好相关护理，避免对孩子造成不必要的伤害。

　　患湿疹的孩子皮肤比较敏感，在穿衣时应尽量选择纯棉的布料，要宽大松软。穿衣不能过厚，否则容易出汗，汗渍会刺激皮肤，造成瘙痒、疼痛。瘙痒时，孩子会用手抓，要把孩子指甲剪短，必要时给孩子戴上手套，避免抓破后继发感染。患有湿疹的孩子可以适度洗澡，洗澡对皮肤有保湿和清洁的作用，可以有效减少感染的发生。饮食上宜清淡，多吃富含膳食纤维和矿物质的食物，如蔬菜、水果、汤粥等可以补充维生素，提高孩子机体免疫力。

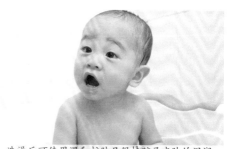

洗澡后可使用温和护肤品保持孩子皮肤的湿润。

湿疹孩子洗澡时应注意什么

　　洗澡时间尽量控制在5~10分钟；洗澡水温要控制在37℃左右；避免使用沐浴露，只用清水洗即可；禁止用力擦拭湿疹部位；洗澡后用干净毛巾轻轻拭干皮肤；如果皮损没有渗出液，可适当用一些温和的护肤品涂抹皮肤。

湿疹如何安全用药

　　对于婴幼儿，局部外用糖皮质激素配合润肤保湿剂是目前治疗湿疹的主要疗法。但这并非治疗所有湿疹的"万能公式"，家长要根据孩子湿疹的程度和阶段来合理选择药物。

　　对于范围很小、症状较轻的湿疹，家长可以通过调整孩子饮食和日常的保湿护理来缓解，无须药物治疗。对于皮疹面积较大，皮肤有破损、糜烂、渗出液，瘙痒难耐的湿疹，可用紫草膏来缓解；如局部感染时，要加用含有抗生素的药膏治疗。当皮损处结痂干燥后，要选用合适的润肤保湿品，以保持皮肤的润泽。

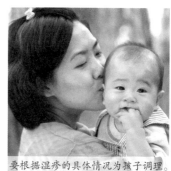

要根据湿疹的具体情况为孩子调理。

家长要有信心

　　孩子得了湿疹，家长一定要树立信心，只要坚持正确的治疗方法，有效地回避诱发湿疹的各种因素，随着孩子自身免疫功能的逐渐完善，大部分湿疹是可以自愈的。

孩子得了湿疹吃什么

孩子在患湿疹期间，喂养不宜过量，要保持消化正常。添加辅食的婴幼儿也要适当限制饮食，尤其是海产品。

孩子患湿疹时可适当吃一些清热利湿的食物，如薏苡仁、玉米、绿豆、冬瓜等；多吃新鲜水果，如雪梨、葡萄、苹果等；多吃新鲜蔬菜，如青菜、丝瓜等；吃一些容易消化的汤粥、主食等，如瘦肉汤、粥、软饭、细面条等。

孩子患湿疹期间忌食致敏食物，如鱼、虾、蟹、牛肉、羊肉等；忌食辛辣刺激食物，如葱、蒜、姜、辣椒、花椒等；忌食可能会诱发较重过敏症状的坚果类食物，如核桃、开心果、腰果、杏仁、榛子、松子和板栗等。

·玉米汤·

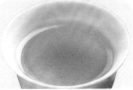

煮熟的玉米粒也可以食用。

食材： 玉米须、玉米粒各适量。

做法： 玉米须、玉米粒洗净，一同放入锅中，加适量水炖煮至熟，取汤汁即可。

功效

玉米可开胃健脾、除湿利尿，适用于湿疹伴有皮肤潮红的孩子。

·茅根薏苡仁粥·

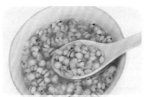

此粥更适合夏季食用。

食材： 鲜茅根、薏苡仁各30克。

做法： 鲜茅根洗净，煮20分钟后去渣留汁，放入洗净的薏苡仁熬煮成粥即可。

功效

此粥具有清热凉血、除湿利尿的作用，适用于皮损潮红、丘疹水疱广泛、尿黄尿少的湿疹孩子。

·绿豆山药粥·

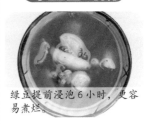

绿豆提前浸泡6小时，更容易煮烂。

食材： 绿豆30克，山药50克。

做法： 绿豆洗净，提前浸泡6小时；山药洗净、去皮，与绿豆同煮至软烂食用。

功效

绿豆与山药同食具有清热解毒、益气健脾的作用，适用于湿疹伴有腹泻症状的孩子。

按摩缓解湿疹

湿疹与湿热相关，因此操作时应以清热利湿为主。积极推拿可以缓解湿疹，也可以减轻孩子的痛苦。湿疹治疗时间较长，容易反复，需要长期坚持按摩。

• 推脾经

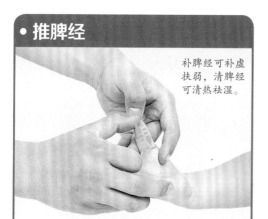

补脾经可补虚扶弱，清脾经可清热祛湿。

左手固定孩子手腕，右手食指、中指、无名指并拢呈凹槽状固定住孩子拇指，用右手拇指自孩子指根向指尖来回推2分钟。

• 推上三关

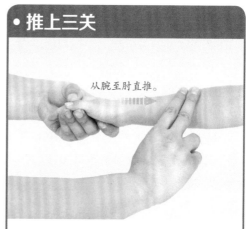

从腕至肘直推。

一只手握孩子手掌，另一只手食指、中指并拢，从腕横纹推至肘横纹（前臂桡侧），操作1分钟。

• 双清肠

从指根向指尖直推。

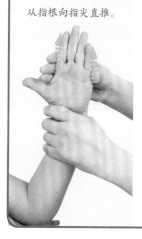

一只手固定孩子手腕，另一只手拇指与食指相对，同时从孩子食指桡侧缘和小指尺侧缘由指根向指尖方向推，操作2分钟。

• 拿血海

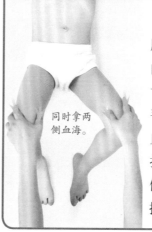

同时拿两侧血海。

血海位于股前区，髌底内侧端上2.5寸。操作者一手拇指按于血海，其余四指置于大腿外侧，拿而揉之，操作1分钟。

手足口病

手足口病是由肠道病毒引起的传染病，多发生于 5 岁以下的孩子。多数患儿 1 周左右可自愈，少数患儿可引起并发症。本病可以经过胃肠道和呼吸道传播，或者通过患儿的口鼻分泌物或带疱疹液的物品进行传播。

手足口病的发病原因

手足口病是临床上较多见的一种传染病。它是由肠道病毒感染引起的，以口腔、手、足发生疱疹为主要特征。一般 3~11 月为发病季节，6~8 月为发病高峰期。任何年龄均可患此病，但以 1~5 岁儿童为多见。

肠道病毒喜欢在湿、热的环境下生存与传播，所以湿热体质的孩子更易患此病。中医认为，本病为外感湿热疫毒所致，当疫毒湿热之邪伤及肺脾两脏时，易造成肺胃失和或毒邪蕴积于脾，使脾主四肢及开窍于口的功能失调，从而出现手足口病的症状。

手足口病的传播途径

〉多种传播途径

患者及隐性感染者咽喉液及唾液中的病毒以飞沫形式传播。患者的疱疹液及粪便中的病毒亦可经手或借助被污染的物品经口传播。成年人隐性感染者与孩子密切接触是不可忽视的传播途径，如抱孩子、亲吻孩子等。

手足口病的症状

患手足口病的孩子会在手上、脚上和口腔中出现小疱疹。舌象常表现为舌质较红，舌苔黄腻。

典型症状
会出现口痛、厌食、低热的症状，手、足、口腔等部位出现小疱疹或小溃疡。

身心表现
面色苍灰、嗜睡、易惊、皮肤有花纹、指（趾）发绀（青紫色）。

严重症状
严重者会引起心肌炎、肺水肿、无菌性脑膜炎等并发症。

舌象特征
舌质较红，舌苔黄腻。

手足口病的护理原则

　　孩子是非常脆弱的，家长要密切注意孩子的身体状况，早发现早治疗，还要懂得一些手足口病的日常护理方法。

　　轻症手足口患儿不必住院，可居家治疗、休息；孩子的房间要定时开窗通风，保持空气新鲜，并减少人员进出，避免继发感染；不要在室内吸烟，防止空气污浊。

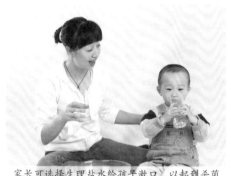

　　患病孩子宜卧床休息 1 周，多喝温开水，防止因发热、失去体液而脱水。平时尽量让孩子待在家里，避免去公共场所，直到热度、皮疹消退及水疱结痂。一般需隔离 2 周。

家长可选择生理盐水给孩子漱口，以起到杀菌的作用，减轻口腔疼痛感。

　　孩子可能因发热、口腔疱疹不愿进食，所以饮食要清淡、软烂、易消化。年龄大些的孩子饭前、饭后要用淡盐水漱口；年龄小的孩子可用消毒棉棒蘸淡盐水轻轻擦拭口腔。

手足口病大部分能够自愈

　　孩子患手足口病时，家长不用太紧张，大部分孩子是普通型病例且能自愈，只需要及时给孩子做好护理。

手足口病的预防

　　勤洗手。做到饭前、便后、外出回来后都用肥皂或洗手液给孩子洗手，每次洗手 15 秒以上，让孩子养成讲卫生的好习惯。

　　吃熟食。给孩子准备的食物要彻底清洗干净，并加热煮熟，不要让孩子喝生水、吃生冷食物，少让孩子吃零食。

　　日常用品勤清洗。对孩子的玩具、餐具要经常清洗，衣物、被褥要经常换洗暴晒，婴幼儿使用的奶瓶、奶嘴，在使用前后应充分清洗消毒。

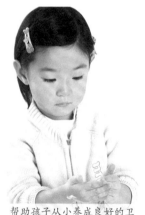

帮助孩子从小养成良好的卫生和饮食习惯。

　　避免孩子接触患病者。不要让孩子接触患病者，也不要接触患病者的物品及排泄物等，以降低孩子被传染的概率。

　　少出门、勤通风。在手足口病流行季节，不宜带孩子到人员聚集、空气流通差的公共场所，注意保持家庭环境卫生，经常开窗通风。

目前没有"特效药"

　　手足口病目前还没有特效药，提倡通过"勤洗手、多通风、吃熟食、喝开水、晒太阳"的方式进行预防。

手足口病患儿应该吃什么

手足口病可引起口腔等部位的疱疹，口腔疱疹会导致孩子食欲不佳，不愿进食。因此，需要及时给患儿调整饮食结构。

孩子患手足口病时宜吃温凉、软糯、清淡的食物。孩子口腔疱疹在发病后会形成溃疡，这时候孩子嘴巴会有疼痛感，如果饮食上吃了辛辣或者过热的食物，就会产生明显疼痛感。给孩子吃一些偏凉的食物，能够缓解孩子的疼痛。

家长给孩子选择的食物，应以清热利水、凉血为原则，可食用绿豆、薏苡仁、芦根等，做成粥或茶饮皆可。

芦根大米粥

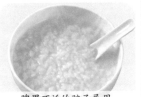

脾胃不适的孩子忌用。

食材： 新鲜芦根约 40 克，大米 100 克。

做法： 将鲜芦根洗净，切成小段，煎后去渣取汁，加入洗净的大米煮粥，煮至粥稠米烂即可。

功效

此粥具有清热除烦、止呕的作用，适用于因高热引起口渴、烦躁不安、哭闹、呕吐的手足口病的孩子。

薏苡仁绿豆粥

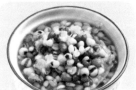

将绿豆煮至开花时口味较佳。

食材： 薏苡仁、绿豆各 60 克。

做法： 将薏苡仁、绿豆提前浸泡 3 小时，下锅前分别洗净，同入锅中加水煮成粥即可。

功效

此粥具有清热祛湿的功效，适用于患手足口病后食欲不佳、恶心的孩子。

拌绿豆芽

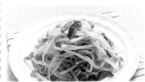

绿豆芽焯水后过凉水，口感更加爽脆。

食材： 绿豆芽、鲜山楂丝、香油、盐各适量。

做法： 将绿豆芽和鲜山楂丝用开水焯熟，捞出后沥水，拌以盐、香油即可食用。

功效

此菜具有清热解毒、利尿的作用，适用于孩子患手足口病的各个时期，尤其是伴有尿黄、尿少症状的孩子。

按摩缓解手足口病

　　孩子外感手足口病病毒，是脾肺湿热过盛所致。手足口病是传染性疾病，按摩时需要与其他孩子隔离。操作结束后，操作者应洗手消毒。

● 清天柱骨

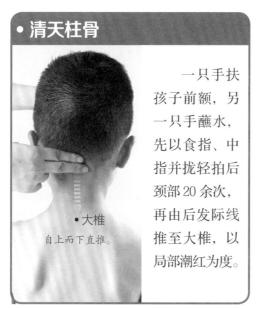

大椎
自上而下直推。

　　一只手扶孩子前额，另一只手蘸水，先以食指、中指并拢轻拍后颈部 20 余次，再由后发际线推至大椎，以局部潮红为度。

● 清脾经

由指根向指尖方向推。

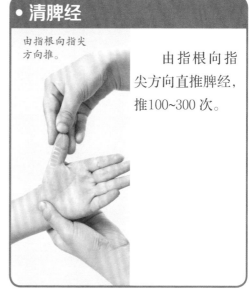

　　由指根向指尖方向直推脾经，推100~300 次。

● 清肺经

向指尖方向推。

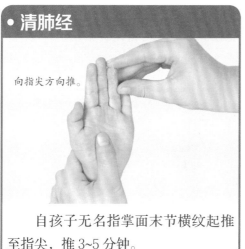

　　自孩子无名指掌面末节横纹起推至指尖，推 3~5 分钟。

● 清天河水

内劳宫

自腕向肘直推。

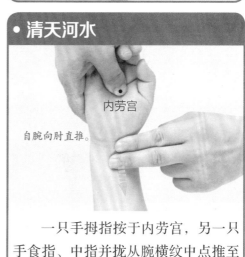

　　一只手拇指按于内劳宫，另一只手食指、中指并拢从腕横纹中点推至肘横纹中点，以红赤为度。

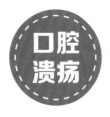

口腔溃疡俗称"口疮"，是一种常见的发生于口腔黏膜的溃疡性损伤病症，多见于唇内侧、舌头、舌腹、颊黏膜、前庭沟、软腭等部位。口腔溃疡是小儿常见病，其发病率在口腔疾病中仅次于龋齿和牙周病。

口腔溃疡的发病原因

口腔溃疡的全称为"复发性口腔溃疡"，发病部位在口腔黏膜上，并有四大特点：红、黄、凹、痛。发生口腔溃疡时溃疡的周围会红肿，但溃疡本身一般是黄色的，通常比较疼痛。

从中医的角度上讲，口腔属脾胃所主，其表面发生病变多与脾胃功能失调有关。内夹湿热、阴虚火旺、上蒸于口及情志不遂而损及心脾，均可导致上述症状。

⊕ 口腔溃疡还有其他原因

› 创伤引起口腔溃疡

擦伤、刺伤、细菌感染等原因均可引起口腔溃疡。这种溃疡属于一次性的，相对于其他原因引起的口腔溃疡而言，比较容易治愈。

› 缺乏 B 族维生素

缺乏 B 族维生素容易引起各种口腔炎症，比如口角炎、唇炎、舌炎等。

口腔溃疡的症状

患有口腔溃疡的孩子在口腔多个部位长出"口疮"。舌象常表现为舌质红，苔薄黄或舌质红，苔少或花剥苔。

典型症状
口腔内溃疡、红肿、疼痛，可并发口臭、便秘、发热、淋巴结肿大等全身症状。

身心表现
乏力、烦躁、注意力不集中。

舌象特征
舌质红，苔薄黄，多属风热乘脾型；舌质红，苔少或花剥苔，多属虚火上浮型。

严重症状
通常无不良影响。

口腔溃疡的护理原则

口腔溃疡对孩子来说是痛苦的，家长要学会帮孩子护理，这样症状才能快速缓解。

2 岁以内的孩子，家长在喂完奶后，可以根据情况，给孩子喝一点儿温水，让孩子养成饮水的好习惯。孩子在发热、上火时也要勤喝水。温水不仅能清除孩子口腔内的奶渣，还能避免孩子口腔内细菌发酵，也是避免孩子口臭的好办法。

2 岁以上的孩子可以开始教其漱口。让孩子将温开水含在嘴中，然后鼓动双颊及唇部，用舌头在口腔内搅动，使漱口水高速反复地冲击口腔各个角落，将口腔内食物碎屑清除。做这些动作之前，家长可以先示范一遍，等孩子习惯了这个节奏后，再帮孩子养成主动刷牙的良好习惯。

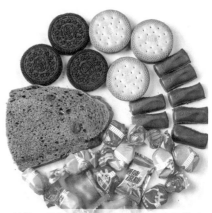

糖果、糕点、巧克力等甜腻的零食尽量不要给孩子吃。

不宜吃高热量食物

高热量食物或干燥天气容易使热毒蕴积心脾，内热上攻，引起口腔溃疡。

保证足够的维生素

虽然口腔溃疡对孩子身体通常不会造成大的伤害，但如果长期反复发作，也是需要引起重视的。

身体缺乏维生素 C、维生素 B_1、维生素 B_2 等可能会导致口腔溃疡。为了保证身体的营养，尽量不要让孩子偏食和挑食。如果孩子已经出现了口腔溃疡，可以在医生的指导下给孩子服用维生素片。饮食要清淡，多喝水，适当给孩子多吃一些新鲜的蔬菜水果。但要注意尽量不吃酸性水果，比如橘子、梅子、李子、葡萄、猕猴桃等，这些水果会刺激口腔，加重病情。

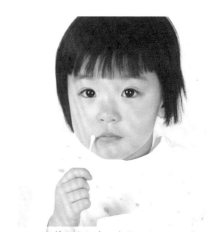

可以用棉签或指套给年龄小的孩子刷牙。

注意口腔清洁

平时要注意保持孩子口腔清洁，培养孩子刷牙的习惯。可以配合用淡盐水、金银花水或薄荷水漱口。

孩子患口腔溃疡应该吃什么

口腔溃疡会影响孩子进食，家长要注意食物的软硬度，在保证足够营养的情况下尽量给孩子选择容易咀嚼的食物。

口腔溃疡患儿的饮食要清淡，可适当增加蛋白质饮食，还要多饮水，多吃新鲜水果和蔬菜，防止偏食；少吃粗糙坚硬的食物，以免口腔黏膜破损使症状反复。口腔溃疡的发生还与体内缺锌有关，可适当食用含锌丰富的动物肝脏、瘦肉、鱼类、核桃等。

口腔溃疡患儿不宜吃柑橘类的水果，此类水果含酸较多，易刺痛溃疡伤口。另外，柑橘类食物食用过多还易上火，不利于口腔溃疡的康复。

·银耳莲子羹·

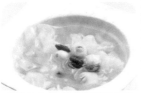

也可加入梨、百合等滋阴食材。

食材： 银耳 20 克，莲子（去心）8 粒，冰糖、枸杞子各适量。

做法： 银耳泡发洗净，莲子、枸杞子分别洗净，同入锅中，加水大火煮开，转小火煮至熟烂，加入冰糖，早晚食用。

功效

此羹滋阴润肺、养胃生津，对虚热型体质的孩子尤为适宜，经常食用还具有滋补的作用。

·糖煮荸荠·

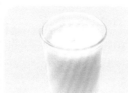

荸荠有消炎抗菌的作用。

食材： 荸荠 250 克，冰糖适量。

做法： 荸荠洗净削皮，放在碗中捣碎，入锅加冰糖和适量水煮熟，饮汁食荸荠即可。

功效

糖煮荸荠具有清热泻脾的作用，适用于脾胃积热、心火上炎引起的口腔溃疡患儿。

·西瓜汁·

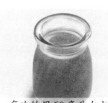

每次饮用 50 毫升左右。

食材： 西瓜 1/4 个。

做法： 将西瓜瓤挖出，榨取汁液。每天饮用 3 次即可。

功效

西瓜辛凉解表、清热消暑，适用于有发热症状的口腔溃疡患儿。

按摩缓解口腔溃疡

　　口腔溃疡主要是体内积滞致使心脾积热，火毒上攻所致，常表现为溃疡反复发作。治疗口腔溃疡的关键是清热、泻火、解毒。按摩手法宜轻柔，整个操作约持续20分钟。

• 清心经

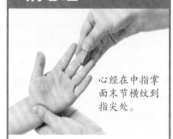

心经在中指掌面末节横纹到指尖处。

　　左手固定孩子手腕，右手食指、中指、无名指并拢呈凹槽状固定住孩子中指，由中指掌面末节横纹起推至指尖，推3分钟左右。

• 清胃经

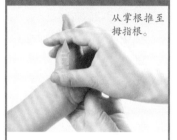

从掌根推至拇指根。

　　食指、中指夹住孩子拇指，中指叉于孩子虎口固定，拇指快速从掌根至拇指根推3分钟。

• 分推地仓

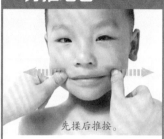

先揉后推按。

　　地仓位于口角旁0.4寸，上正对瞳孔。两手拇指分别置于两侧地仓，同时揉之，每揉3次向外推按1次，按摩2分钟。

• 退六腑

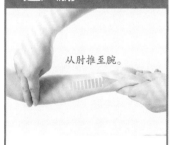

从肘推至腕。

　　一只手握住孩子手腕，另一只手食指、中指指腹从肘横纹推至腕横纹（前臂尺侧），操作3分钟。

• 清天河水

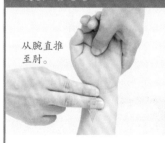

从腕直推至肘。

　　一只手拇指按于内劳宫，另一只手食指、中指并拢从腕横纹中点推至肘横纹中点，以按摩至红赤为度。

• 揉廉泉

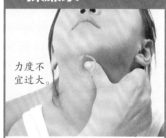

力度不宜过大。

　　廉泉位于前正中线上，喉部上方，舌骨上缘凹陷处。用中指或拇指指端揉廉泉2分钟。

水痘是一种由水痘带状疱疹病毒引起的急性传染病，患者多为学龄前儿童。水痘虽属于急性传染病，但症状通常比较温和，不会引起严重的并发症。

水痘的发病原因

　　水痘好发于儿童。首先，水痘是一种流行性病毒，传染性非常强，易感者接触正在出水痘的儿童后，很容易会被传染。其次，出水痘的儿童会成为传染病毒的主要传染源，在出疹前的 1~2 天以及出疹后的 1 周都有传染性。儿童与带状疱疹患者接触亦可发生水痘。

　　中医认为水痘是因湿热蕴郁、外感时邪病毒所致，根据病情的轻重可分为风热夹湿型和血热湿毒型，治疗应以清热、解毒、利湿为主。

出水痘还有其他原因

〉儿童自身免疫力低

　　儿童免疫力低也是容易感染水痘病毒的原因之一。儿童自身的免疫系统还没有发育完善，很难抵抗水痘病毒的侵袭。

水痘的症状

　　水痘呈向心性分布，始发于面部、躯干或者口腔等部位。舌象常表现为舌质红，苔白。

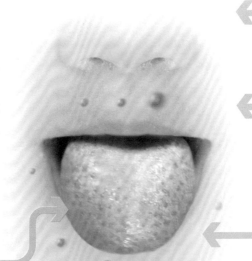

典型症状
可见红斑、丘疹、疱疹和结痂并存的皮疹。

身心表现
全身倦怠、萎靡不振、没有精神、嗜睡。

严重症状
护理不当，细菌很有可能进入水疱中，引起疱疹糜烂化脓，留下疤痕。

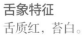

舌象特征
舌质红，苔白。

水痘的护理原则

　　水痘是自限性疾病，症状一般不严重，如果没有出现并发症，只要加强护理，对症治疗，耐心等待疾病恢复即可。

　　要勤给孩子量体温。如果孩子有发热的情况，家长要及时在医生指导下给孩子服用退热的药物来尽快退热，并给孩子喝大量的温开水。

　　要防止孩子抓挠疱疹，否则不仅容易发生感染，还会留下瘢痕。家长要经常给孩子剪短指甲，并保持手指清洁。

　　为减轻孩子的瘙痒感，可以用温水给孩子淋浴，也可用适量的金银花、蒲公英、车前草一同煮水给孩子洗浴或擦浴，可以起到清热解毒的作用。如果孩子感到奇痒，穿宽松柔软的棉质衣服，孩子会感到舒适。

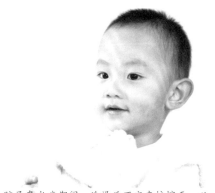

孩子患水痘期间，洗澡后不宜直接擦干，以免水痘破损，应用柔软毛巾吸干水分。

洗澡保持皮肤清洁

　　孩子患水痘时也应勤洗澡、勤换衣，以防细菌经破损部位侵入身体。

及早接种水痘疫苗

　　接种水痘疫苗是目前比较经济有效的预防方法。

　　目前常见的水痘疫苗是一种减毒的活病毒疫苗，接种后可以起到很好的预防作用，而且水痘疫苗所产生的保护作用可以长期存在。

　　一般来说，12 月龄至 12 周岁未感染过水痘，并且也没有接种过水痘疫苗的孩子，接种一次水痘疫苗就可以对水痘产生免疫力，达到预防水痘的效果。13 周岁及以上的人群则需要接种 2 次，2 次接种疫苗的时间需间隔 6~10 周。

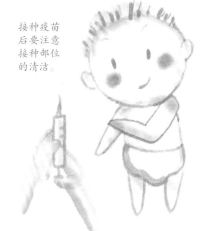

接种疫苗后要注意接种部位的清洁。

接种水痘疫苗的注意事项

　　如果孩子有发热、急性传染病等病症应暂缓接种疫苗。孩子接种水痘疫苗后，应在接种医院停留 30 分钟，观察无异常后才可离开。

水痘患儿应该吃什么

饮食调理水痘的效果是比较好的，家长可以给患儿吃一些清热解毒的食物，对促进水痘的消退有很大帮助。

家长可以给孩子喝些稀粥、牛奶，还可适当给孩子吃些豆制品、肉类等。平时要多让孩子饮水，多吃富含维生素和具有清热利湿功效的蔬菜水果，以帮助孩子清除体内的湿热，尽快恢复健康。

蒜汁白糖饮

早、中、晚各饮用 1 次。

食材： 大蒜 50 克，白糖 20 克。

做法： 将大蒜去皮，洗净并捣成蒜泥，用凉开水搅拌均匀，去渣留汁，加入白糖搅匀即可。

功效

此饮有杀菌消肿的作用，适用于水痘引起的发热、恶心、呕吐等。

三文鱼蒸蛋

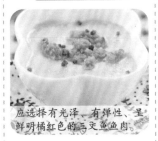

应选择有光泽、有弹性、呈鲜明橘红色的三文鱼鱼肉。

食材： 三文鱼 20 克，鸡蛋 1 个，盐、葱末、香油各适量。

做法： 三文鱼洗净，切末；鸡蛋打入碗中搅拌均匀，加入适量盐，放入锅中蒸 5 分钟。打开锅盖，放入三文鱼再蒸 2 分钟。出锅时撒入葱末，滴入几滴香油即可。

功效

此菜营养丰富，容易消化吸收，可为孩子提供优质蛋白、锌等营养素。

甘蔗荸荠饮

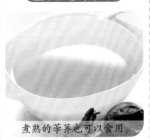

煮熟的荸荠也可以食用。

食材： 荸荠 200 克，甘蔗 500 克。

做法： 荸荠削皮，甘蔗削皮去节，分别洗净，切块放入锅中，加适量水煎煮 30 分钟，去渣留汁饮用。

功效

荸荠可清热解毒、生津止渴，适用于小儿津液损耗引起的口干舌燥。

按摩缓解水痘

按摩缓解水痘应以解表清热为主，每天按摩 1~2 次，按摩时避开出水痘部位。症状明显减轻时，可改为隔天按摩 1 次，直至痊愈。

● 清肺经

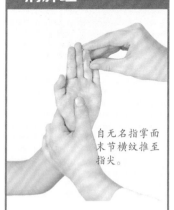

自无名指掌面末节横纹推至指尖。

用右手拇指自孩子无名指掌面末节横纹起推至指尖，推 300 次。

● 清天河水

此手法可清泻心经、肝经之火。

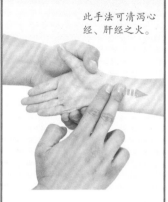

用食指、中指指腹自腕向肘直推天河水 300 次。

● 开天门

从眉心直推至前发际线。

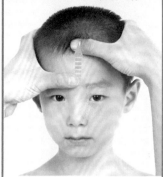

两拇指自下而上交替直推天门 50 次。

● 推坎宫

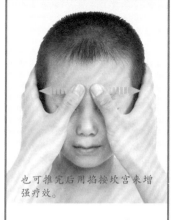

也可推完后用掐按坎宫来增强疗效。

用两拇指指腹自眉头向眉梢分推坎宫 50 次。

● 运太阳

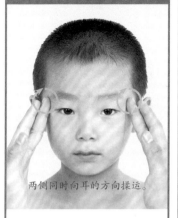

两侧同时向耳的方向揉运。

用中指指腹向耳的方向揉运太阳 50 次。

● 揉涌泉

顺时针按揉。

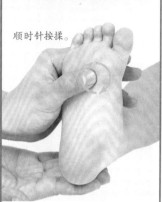

用拇指指腹按揉涌泉 30~50 次。